穴位注射疗法

主编 郭 义 刘阳阳

中国中医药出版社
北京

图书在版编目（CIP）数据

穴位注射疗法/郭义，刘阳阳主编 . —北京：中国中医药出版社，2013.9（2022.1重印）
ISBN 978 - 7 - 5132 - 1573 - 2

Ⅰ. ①穴… Ⅱ. ①郭…②刘… Ⅲ. ①水针疗法 Ⅳ. ①R245.9

中国版本图书馆 CIP 数据核字（2013）第 168806 号

中 国 中 医 药 出 版 社 出 版
北京经济技术开发区科创十三街 31 号院二区 8 号楼
邮政编码 100176
传真 010-64405721
廊坊市祥丰印刷有限公司印刷
各地新华书店经销

*

开本 787×1092 1/16 印张 9.25 字数 200 千字
2013 年 9 月第 1 版 2022 年 1 月第 8 次印刷
书 号 ISBN 978 - 7 - 5132 - 1573 - 2

*

定价（含光盘）39.00 元
网址 www.cptcm.com

前 言

　　穴位注射疗法是以中西医理论为指导，依据穴位作用和药物性能，在穴位内注入药物以防治疾病的方法，又称为"水针"疗法。穴位注射疗法在针灸临床中应用广泛，它通过针刺和药物的双重作用，激发经络穴位，充分发挥经穴和药物的综合效应，调整和改善机体功能与病变组织的病理状态，使体内的气血畅通、阴阳调和，达到防治疾病的目的。该疗法操作简便，疗效显著，深受广大临床医生的喜爱，并逐渐为广大患者所接受。

　　穴位注射疗法是西医学手段与中医针灸学相结合的成果。它初创于 20 世纪 50 年代，由封闭疗法逐渐发展而来。当时中国的科学技术许多都依赖前苏联，双方的合作与交流较为频繁，医学上著名的巴甫洛夫"神经反射学说"在中国普及开来，与此同时，传统中医和针灸学的理论研究及临床实践都受到西医学的影响。在西医"神经反射学说"的影响下，许多专家往往以此来解释针灸的作用原理。当封闭疗法进入我国时，最初只用于局部疼痛部位的注射，在"神经反射学说"的影响下，一些临床工作者将药液注射在周围神经部位，发现可对全身性疾病产生治疗作用，于是形成了新的"神经注射疗法"；一些西学中的医生尝试将药液注射在相关穴位上，通过针头和药液对穴位的刺激代替毫针刺激，也取得了很好的疗效，穴位注射疗法便逐渐形成并普及应用开来。

穴位注射疗法的出现，使注射疗法从肌内、静脉注射过渡到人体许多部位，临床工作者对穴位注射进行有意识的选穴和配穴，把注射方法与针灸辨证施治结合起来，临床疗效显著提高。其注射用药从普鲁卡因等药物，逐渐发展为注射用水、生理盐水、抗炎镇痛药等各种中西医类肌内注射药，甚至还有氧气、自身血液等。红茴香作为穴位注射疗法的专业用药，在临床中应用广泛，取得了良好的治疗效果。穴位注射治疗的疾病从起初的数十种发展到临床各科近二百种，对某些疑难重病也有较好的效果。20世纪90年代，除了在临床上的应用有较大发展外，专家学者也开始对其作用机理进行研究。大量研究表明，穴位注射疗法疗效优于单纯针刺和单纯肌内或皮下注射。与毫针相比，该疗法通过在穴位处注射药物，增加了对穴位的刺激；与肌内或皮下注射相比，该疗法增加了经穴本身的治疗作用，通过将药物注射到穴位处，放大了药物的作用，从而提高了临床疗效。

穴位注射疗法操作简便、起效迅速、疗效显著，很适合在基层医疗单位推广应用。本书在编写过程中本着以基层医生能"看得懂、学得会、用得上"的原则，注重理论、操作与临床应用相结合，内容深入浅出，易懂易学，实践性强。全书共分为六章，第一章为穴位注射的生理解剖学基础，主要介绍穴位的组织结构、重要脏器的位置和体表投影，让读者了解穴位注射的吸收途径，并建立起穴位注射操作的安全性意识；第二章为穴位注射作用的中医理论基础，主要从中医藏象理论、经络腧穴理论和药性理论向读者阐明穴位注射的作用机理；第三章为穴位注射操作规范，以"中华人民共和国国家标准——针灸技术操作规范第6部分：穴位注射（GB/T 21709.6 - 2008）"为规范性指导，细致讲述穴位注射的操作要领和注意事项；第四章为穴位注射常用药——红茴香和当归注射液，从其历史源流到现代研究等方面介绍二者的治疗效果和作用机理；第五章为常见优势病症的穴位注射临床实践指南，详细介绍常见颈肩腰腿痛病症及妇科病症的病因、诊断要点、取穴和穴位注射操作，应用性强；第六章为穴位注射的现代研究，从穴位注射的临床应用、作用特点和机制等方面进行介绍，此章学术性较强，以加强读者对穴位注射疗法的科学认识。书后附有临床常见病的相关检查和参考文献、常用穴位检索三个附录。本书力求使基层医生对穴位注射疗法能"知其医理、熟其操作、践行临床"，真正掌握这门技术。为便于读者学习和操作，我们制作了穴位注射疗法的配套光盘及挂图随书附上。

本书由天津中医药大学的郭义、刘阳阳主持编写与统稿。第一章由代飞编写；第二章由王蕊编写；第三章由梁友和编写；第四章由崔瑞编写；第五章由李翠艳编写；第六章由刘敬编写。全书图片由章明星选样修绘。

本书在编写过程中，由于基层医生需求急，编写时间紧，收集的资料不甚全面，加之编写者的经验和水平有限，难免有错误和不当之处，恳请同道及读者提出宝贵意见，以便我们再版时修订。

《穴位注射疗法》编委会

2013 年 6 月

目 录

第一章 穴位注射的生理解剖学基础 / 1

第一节 穴位的结构 / 1

第二节 人体解剖结构简介 / 2

第二章 穴位注射作用的中医理论基础 / 19

第一节 藏象经络概论 / 19

第二节 腧穴概论 / 23

第三节 中药药性概论 / 60

第三章 穴位注射操作规范 / 64

第一节 操作步骤与要求 / 64

第二节 注意事项、禁忌与意外事故的防治 / 70

第四章 穴位注射常用药物 / 74

第一节 红茴香注射液 / 74

第二节 当归注射液 / 90

第五章 常见优势病症的穴位注射治疗 / 95

第一节 颈部病症 / 95

第二节 肩部病症 / 100

第三节 肘部病症 / 102

第四节 腰背部病症 / 103

第五节 踝部病症 / 108

第六节 其他病症 / 109

第七节 妇科病症 / 117

第六章 穴位注射的现代研究 / 121

第一节 穴位注射的临床应用 / 121

第二节 穴位注射的作用特点 / 124

第三节 穴位注射的机制 / 127

附录一 临床常见病的相关检查 / 129

附录二 参考文献 / 131

附录三 常用穴位检索 / 134

第一章 穴位注射的生理解剖学基础

穴位注射即在穴位处注入药物，不仅具有针刺的机械刺激作用，而且有药物的药学刺激作用。穴位注射的药物或在组织局部产生治疗作用，或通过局部吸收进入循环系统发挥作用，由于穴位相对于非穴位在组织结构上存在差异，使得药物在穴位处能更好、更快地作用于病灶组织，发挥治疗作用。穴位分布于全身各处，而穴位周围往往是神经血管分布密集之处，部分穴位深部有重要脏器组织。因此，了解人体的血管神经走行分布及重要脏器的体表投影位置，对于穴位注射的安全性操作具有重要意义。

本章将主要从穴位的结构及人体解剖结构（重要脏器及神经血管分布）两个方面来介绍穴位注射的生理解剖学基础。

第一节 穴位的结构

穴位注射即将药物注射在穴位处，以发挥药物与穴位的双重治疗作用。在穴位处注射药物后或在组织局部直接产生治疗作用，或通过局部吸收进入血液循环再到达靶器官发挥作用。药物从给药部位进入体循环的过程称为药物吸收，除了血管内给药没有吸收过程外，其他途径给药都有吸收过程。药物一般沿着周围组织被动性弥散进入毛细血管及淋巴管内皮细胞间隙，再通过膜孔转运吸收进入体循环中。穴位注射后，其药物的吸收与穴位的组织结构有着密切关系。

研究表明，穴位处的结构是以皮肤、皮下组织、神经、血管、筋膜、肌肉、肌腱等已知的结构为主所构成的立体结构（图1-1）。穴位相对于非穴位，其神经、血管更为密集，

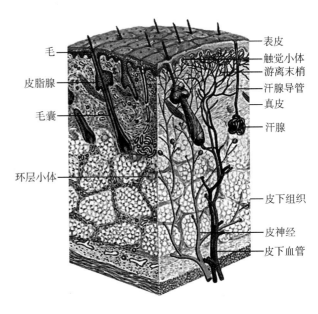

图1-1 穴位结构示意图

因此在接受相同的物理或药物刺激时更为敏感，反应更强烈。

一、穴位与神经

早期通过对穴区及非穴区进行组织学观察发现，穴区的表皮、真皮、皮下、筋膜、肌层及血管组织中都有丰富而多样的神经末梢、神经束、神经支和神经干。研究表明，大多数穴位位于神经分支周围，在针感中心 1.5mm 半径范围内存在粗细不等的有髓和无髓小神经束、游离神经末梢和神经干。有学者对动物及人体穴区和非穴区皮肤组织中的神经纤维量进行光镜、电镜观察，并用计算机进行处理，发现两者神经纤维密度之比为 7.22：5.26（约 1.4 倍），差别非常明显（表 1-1）。穴区与非穴区比较，穴区的皮肤、皮下和肌层等不同层次内所包含的游离神经末梢、神经束和神经丛等神经装置相对较丰富。

表 1-1 经穴区（足三里）与非经穴区血管神经分布表

		分布量（μm^2）
经穴区	血管	7.22×10^{-5}
	神经	8.82×10^{-3}
非经穴区	血管	2.26×10^{-3}
	神经	5.26×10^{-5}

二、穴位与血管

穴区有着丰富的血管结构。徐州医学院的学者经过研究发现，全身 361 个穴位中，靠近动脉主干者有 58 个穴（占 16.1%），靠近浅静脉干者有 87 个穴（占 24.7%）；上海中医学院（现上海中医药大学）对十二经脉 309 个穴位针下结构的观察也表明，针刺入穴位，针入正当动脉干者有 24 个穴（占 7.26%），针旁有动、静脉干者有 262 个穴（84.36%）。这些都说明穴位与血管有密切的关系。有学者对家兔"足三里"穴与旁边非经穴区血管分布进行了组织学定量观察，发现两者血管密度之比为 8.82：2.26（约为 4 倍），即穴区血管分布显著大于非穴区。还有研究发现，穴位与淋巴管关系也较密切。以上研究表明，穴区同非穴区相比，有更为丰富的血液和淋巴循环，药物注入穴位后，药物吸收路径短，影响因素少，药物吸收速度快，生物利用度较高，更容易被吸收而发挥作用。

第二节　人体解剖结构简介

随着穴位注射应用的增加，有关引起穴位周围重要脏器或神经损伤的意外情况偶有报道，出现这种意外大多是因为对穴位的结构层次及其深部的脏器位置了解甚少，盲目深刺、乱刺而造成。对于临床工作者，治疗方法的操作安全性是首位的，只有操作安全，才有疗效的体现。在人体穴位中，躯干部穴位因深部有重要脏器，进针过深或不注意进针角度容易引起气胸或造成深部脏器的损伤；四肢部的穴位相对安全，但也容易因刺入过深而损伤神经或将药物注入血管或关节腔而引起病变；绝对安全的穴位是没有的。因此，这就要求广大临床工作者不断提高自己的业务知识水平，熟悉重要脏器的体表投影位置及毗邻关系，以及神经血管的走行分布，做到"心中有数，手下安全"。

一、重要脏器

(一) 心

心是血液循环系统的动力器官，为中空的肌性器官，周围裹以心包。心位于胸腔中纵隔内，约2/3在身体正中面的左侧，1/3在正中面的右侧。前方平对胸骨体及第2~6肋软骨，后方平对第5~6胸椎，两侧借纵隔胸膜与肺相邻，下方邻膈。临床上通常采用4点及其连线来确定心在胸前壁的体表投影，如图1-2所示。

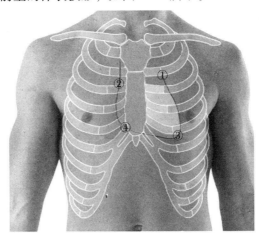

图1-2　心的体表投影

①：左上点，位于左侧第2肋软骨下缘，距胸骨左缘约1.2cm处

②：右上点，位于右侧第3肋软骨上缘，距胸骨右缘约1.0cm处

③：左下点，位于左侧第5肋间隙，距前正中线7~9cm，即心尖部位

④：右下点，位于右侧第6胸肋关节处

在心脏体表投影区，穴位注射中相对安全的穴位有玉堂、膻中等穴（图1-3）。由于这些穴位紧贴胸骨体，通常采用平刺，针尖向上或向两侧乳房，不易刺穿胸膜腔及刺中深层脏器。而较危险的穴位有左侧乳根、乳中等穴（图1-3）。如乳根穴位于乳头直下，乳房根部，第5肋间隙，因此在穴位注射中宜平刺、斜刺而不宜直刺，平刺或斜刺时也要注意针刺的角度，否则可能刺中心脏，导致心慌、血压下降而出现休克。

(二) 肺

肺为呼吸系统的重要器官，是进行气体交换的场所。肺位于胸腔内，纵隔两侧，膈的上方，左、右各一。肺的形态近似圆锥状，具有一尖（肺尖）、一底（肺底）、两面（肋面、纵隔面）、三缘（前缘、后缘及下缘）的特点。左肺被斜裂分为两叶，而右肺被斜裂和水平裂分为三叶。

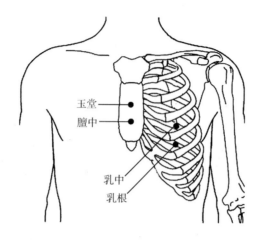

图 1-3 玉堂、膻中、乳中及乳根穴定位

平静呼吸时，肺在锁骨中线、腋中线和肩胛线分别与第6、8、10肋相交，在后正中线两侧平第10胸椎棘突，小儿肺下界比成人约高1个肋。肺脏位置在体表中的投影如图1-4所示。

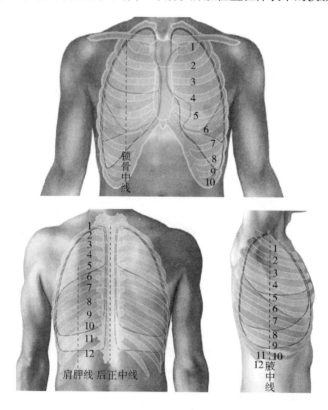

图 1-4 肺的正面观、后面观及侧面观体表投影

在肺脏体表投影区，穴位注射中较危险的穴位有肩井、云门、中府等穴（图1-5，图1-6），因此针刺时要注意进针角度和深度。如肩井穴位于肩上，当第7颈椎棘突与肩峰连线之中点，深部即是胸腔、肺尖（图1-7），进针应平刺或斜刺。若直刺进针过深，易刺

伤肺尖造成气胸。

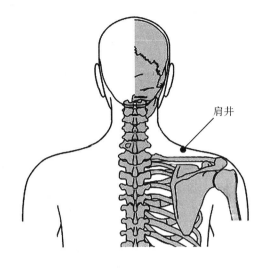

图 1-5 肩井穴定位

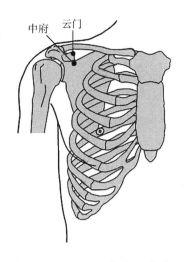

图 1-6 云门、中府穴定位

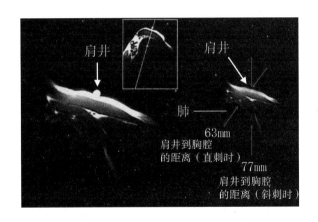

图 1-7 肩井穴 MRI 成像

（三）肝

肝是人体最大的腺体，它具有参与代谢、储存糖原、解毒和吞噬防御等作用。肝大部分位于右季肋区和腹上区，小部分可达左季肋区，其大部分被肋弓所掩盖，仅在腹上区左、右肋弓之间与腹前壁接触。肝的体表投影可用三点及连线作标志：第一点位于右锁骨中线与第 5 肋相交处；第二点位于右腋中线与第 10 肋下 1.5cm 的相交处；第三点位于左侧第 5 肋间隙距前正中线 5cm 处。第一点与第三点的连线为肝的上界；第一点与第二点的连线为肝的右缘；第二点和第三点的连线相当于肝下界，肝下界在剑突下 3~5cm 处。如图 1-8 所示。

在肝脏的体表投影区，穴位注射时较危险的穴位有右侧期门、日月等穴（图 1-9）。如期门位于锁骨中线上，平第 7 肋间隙。因此在右侧期门穴进行穴位注射时，针尖应平刺或斜刺，否则可能穿透壁腹膜进入腹膜腔而刺伤肝脏。

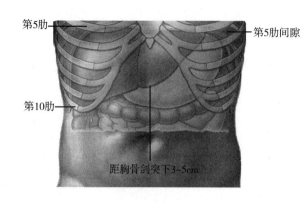

图 1-8 肝的位置及毗邻

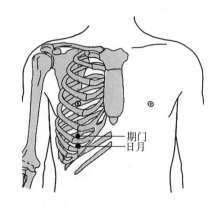

图 1-9 期门、日月穴定位

第5肋
第5肋间隙
第10肋
距胸骨剑突下3~5cm

期门
日月

（四）脾

脾是人体最大的淋巴器官，位于左季肋区的肋弓深处。脾的体表投影是：上端平左侧第9肋的上缘，距后正中线4~5cm；脾的下端平左侧第11肋，达腋中线，其长轴与左侧第10肋平行。因脾与膈相贴，故脾的位置可随呼吸和体位的不同而变化，其体表投影如图1-10所示。

在脾的体表投影区，穴位注射过程中较危险的穴位有左侧章门、京门等穴（图1-11）。如章门位于腋中线，当第11肋游离端之下际处。在左侧章门穴进行穴位注射时，宜平刺或斜刺且不宜过深，否则针尖可在腹横肌深面穿过腹横筋膜、腹膜外脂肪、腹膜壁层到达腹膜腔而刺中脾脏的下端。若出现针下阻力变小或突然消失时，应及时退针至安全部位或出针。

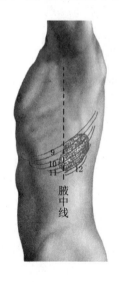

图 1-10 脾的体表投影（侧面观）

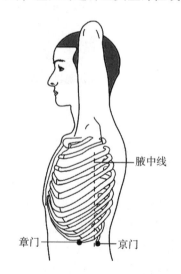

图 1-11 章门、京门穴定位

腋中线

腋中线
章门
京门

（五）肾

肾是产生尿液的器官，是人体泌尿系统的重要组成部分。肾属于腹膜外位器官，位于脊柱两侧，贴于腹后壁。两肾的位置不对称，左肾的上端平第 11 胸椎下缘、下端平第 2 腰椎下缘，右肾的上端有肝，故右肾比左肾约低半个椎体，因而第 12 肋分别横过左肾后方中部和右肾后方上部。

肾的位置可因性别、年龄和个体差异而稍有不同，女子一般略比男子低，儿童低于成人，新生儿肾的位置更低，有时可低达髂嵴平面。

在临床中通常采用 6 条线来确定肾脏的体表位置，在后正中线两侧分别旁开 2.5cm 和 7.5～8.5cm 处各作两条垂直线，通过第 11 胸椎棘突和第 3 腰椎棘突处各作两条水平线（分别为 A、B、A′、B′、C、D 6 条线），两肾即分别位于此纵、横标志线所组成的两个四边形内，如图 1 - 12 所示。

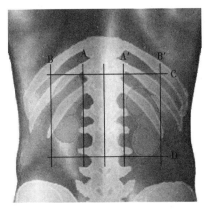

图 1 - 12 肾的体表投影（后面观）

在肾脏的体表投影区，穴位注射时较危险的有三焦俞、肾俞及志室等穴（图 1 - 13）。如肾俞位于第 2 腰椎，后正中线旁开 1.5 寸。穴位注射时要掌握好进针的方向和层次，向内侧斜刺，进针深度一般掌握在 1 寸以内比较安全；若向外斜刺过深，可达肾脏，患者可感受到明显的针下疼痛，甚至痛连腰部。当患者出现此种感觉时，提示极有可能刺中肾脏，此时应立即退针至安全部位或出针。

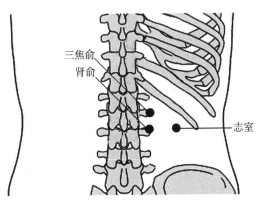

图 1 - 13 三焦俞、肾俞及志室穴定位

（六）膀胱

膀胱是贮尿的囊状器官，它的位置、形态、大小及壁的厚度均随其盈亏程度、年龄大小和性别差异而有所不同。成人膀胱位于骨盆腔的前部，膀胱空虚时，膀胱尖（膀胱顶端尖细，朝向前上方，称为膀胱尖）不超过耻骨联合上缘；膀胱充盈时，膀胱尖即高出耻骨联合上缘，此时由腹前壁折向膀胱上面的腹膜也随之上移，使膀胱前下壁直接与腹前壁接触，如图 1－14 所示。

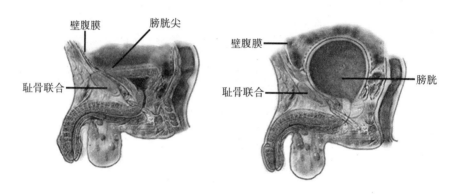

图 1－14　男性膀胱空虚及充盈时位置

在膀胱的体表投影区，穴位注射时较危险的有关元、中极、曲骨等穴（图 1－15）。如关元位于腹中线，脐下 3 寸。当膀胱充盈时易刺中膀胱，故在下腹部进行穴位注射前应嘱患者排空膀胱，以免刺伤膀胱。

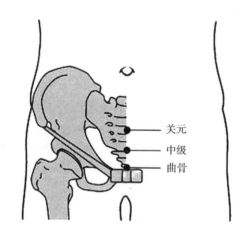

图 1－15　关元、中极及曲骨穴定位

二、头面及四肢的血管和神经

（一）面部的血管和神经

1. 血管　分布在面部浅层的主要有面动脉、颞浅动脉及其伴随静脉等，如图 1－16 所示。

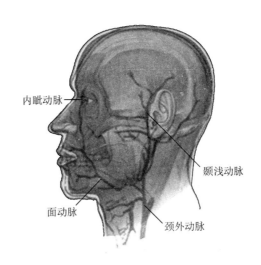

图 1-16 颈外动脉分支的分布

（1）面动脉 起始于下颌角，向前行至下颌下腺深面，于咬肌前缘绕过下颌骨下缘至面部后，沿口角及鼻外侧迂曲上行到目内眦改为内眦动脉。面动脉在咬肌前缘与下颌骨下缘交汇处位置表浅，在该区域进行穴位注射前可先触及动脉搏动以避之。面静脉起于内眦静脉，伴面动脉下行至下颌角下方。

（2）颞浅动脉 是颈外动脉的终支，在外耳门前方上行跨颧弓根部至颞部浅出达皮下，沿途分支营养腮腺、额、颞及顶部软组织。颞浅动脉行经外耳门前方处位置表浅，体表可触及其搏动，穴位注射时应避开。

2. 神经 分布于面部的神经主要有三叉神经和面神经等。前者为面部感觉神经和咀嚼肌的运动神经，后者主要支配面部表情肌。

（1）三叉神经 是最粗大的脑神经，为混合型脑神经。以眼裂与口裂为界，由上而下依次分为第 1 支眼神经、第 2 支上颌神经和第 3 支下颌神经，如图 1-17 所示。

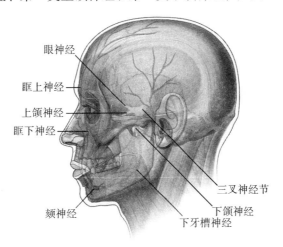

图 1-17 三叉神经及其分支的分布

①眼神经 是三叉神经中最小的一支。眼神经分支有一支分布于额部皮肤称为眶上神经，它沿眶上壁下面前行，经眶上切迹（孔）达额部皮肤。

②颌神经 自三叉神经节发出后，经眶下裂入眶，主干的终末支为眶下神经。眶下神经为上颌神经较粗大的一支，分布于眼裂与口裂间的皮肤。

③下颌神经 是三叉神经三个分支中最大的一支。在出颅后分为许多分支，而下牙槽神经是下颌神经中的一支混合性神经，沿下颌支内侧经下颌孔入下颌管，终支自颏孔浅出称为颏神经，分布于口裂以下的面部皮肤。

（2）面神经 呈放射状分布于面部诸表情肌，支配表情肌运动。由上向下分为5支，分别是颞支、颧支、颊支、下颌缘支和颈支，如图1-18所示。

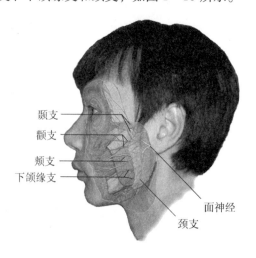

图1-18 面神经及其分支的分布

①颞支 向上越颧弓至颞区，支配额肌、眼轮匝肌等。

②颧支 由腮腺前缘浅出后向前行，横过颧骨到达面侧区，支配颧肌和眼轮匝肌。

③颊支 出腮腺前缘后，水平前行，支配颊肌、口轮匝肌及其他口周围肌。

④下颌缘支 出腮腺前缘后，向前下方行走，沿下颌体下缘向前，支配下唇诸肌。

⑤颈支 自腮腺下部发出，在下颌角附近下行于颈阔肌深面，支配该肌。

面部的血管、神经分布层次较浅且丰富，针刺易刺及，因此在穴位注射操作过程中，针刺入皮下后应缓慢进针，得气后回抽无血即可将药物注入。若患者出现麻木、触电及放射感，表示极有可能刺中神经干支，此时应立即退针至浅层皮下再行注射或出针。三叉神经出颅后其分支行走于眶上裂、眶下裂及下颌孔等，在这些部位有阳白、鱼腰、四白、地仓及夹承浆等穴（图1-19），因此进针时应密切观察患者有无麻木、触电及放射感。面神经位于面部表情肌浅层易刺及，面神经严重损伤可表现为神经干及分支支配肌的感觉和功能障碍，如舌前2/3味觉缺失、额纹消失等症状。

（二）上肢的血管和神经

1. 血管 分布于上肢的动脉主要有腋动脉、肱动脉、桡动脉、尺动脉等。静脉主要有头静脉、贵要静脉及连接头静脉和贵要静脉的肘正中静脉等，如图1-20和图1-21

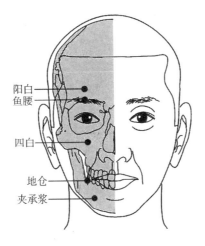

图 1-19 阳白、鱼腰、四白、地仓及夹承浆穴定位

所示。

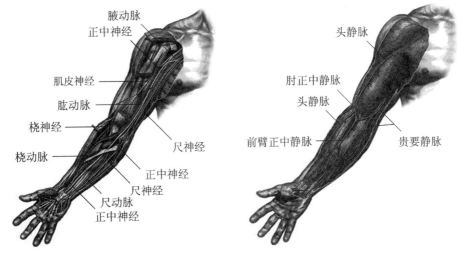

图 1-20 上肢血管神经的分布   图 1-21 上肢静脉的分布

（1）**腋动脉** 是上肢动脉的主干，在第 1 肋外缘处续于锁骨下动脉，穿过腋窝至大圆肌下缘处移行为肱动脉。在手掌向上、上肢外展 90°时，从锁骨中点至肘横纹中点的连线即为腋动脉和肱动脉的体表投影。

（2）**肱动脉** 在大圆肌下缘续于腋动脉，与正中神经相伴下行达肘窝，在平桡骨颈高度分为桡动脉和尺动脉。在肱二头肌内侧肱动脉浅出可触及其搏动。

（3）**桡动脉** 在肱桡肌与旋前圆肌之间下行，经肱桡肌肌腱与桡骨腕屈肌肌腱达腕部，位置表浅，可触及搏动。自肱骨内、外上髁中点稍下方至桡骨茎突的连线即为桡动脉在体表的投影。桡动脉也可出现行程异常，其主干在臂中部绕到桡骨背面下行，中医学中称为"反关脉"，因此在穴位注射过程中要注意个体差异。

（4）**尺动脉** 在指浅屈肌与尺侧腕屈肌腱间下行，经屈肌支持带的前面、豌豆骨桡侧至手掌。临床中常采用以下方法来确定尺动脉的体表投影：自肱骨内上髁至豌豆骨桡侧缘连一线，该线的下 2/3 段为尺动脉的下段；自肱骨内、外上髁中点稍下方，向内下方引一条线至上述连线的上、中 1/3 交接点，为尺动脉上段的投影。

（5）头静脉　起自手背静脉网的桡侧，沿前臂下部的桡侧、前臂上部和肘部的前面及肱二头肌外侧沟上行，再经三角肌与胸大肌间沟行至锁骨下窝，穿深筋膜注入腋静脉或锁骨下静脉。

（6）贵要静脉　起自手背静脉网的尺侧，沿前臂尺侧上行，于肘部转至前面，在肘窝处接受肘正中静脉，再经肱二头肌内侧沟行至臂中点平面，穿深筋膜注入肱静脉或腋静脉。

（7）肘正中静脉　在肘窝处连接头静脉和贵要静脉。

2. 神经　分布于上肢的神经干主要有正中神经、桡神经和尺神经等，如图 1 - 20 所示。

（1）正中神经　发自臂丛的内、外侧束，由内侧、外侧两个根夹持着腋动脉向下呈锐角汇合成正中神经干。正中神经在臂上部位于肱动脉的外侧；在臂中部，经肱动脉的前面逐渐转至肱动脉内侧；在肘部，它穿过旋前圆肌两头之间至前臂指浅、深屈肌之间，沿中线降至腕部。自肱二头肌内侧沟上端肱动脉搏动点开始，向下至肱骨内、外上髁间线中点稍内侧，再由此向下至腕掌侧横纹中点即为正中神经的体表投影。

（2）桡神经　发自臂丛后束的粗大神经，经肱三头肌深面紧贴肱骨体中部后面，沿桡神经沟向下外行，在肱骨外上髁前方分为皮支和肌支。

①皮支　在肱桡肌深面，伴桡动脉下行，至前臂中、下 1/3 交界处转向手背，分布于手背桡侧半的皮肤以及桡侧 2 个半手指近节背面的皮肤。

②肌支　较粗大，穿过前臂背侧，在前臂浅、深伸肌之间下行，沿途分支支配前臂伸肌群、尺桡远侧关节、腕关节和掌骨间关节。

桡神经的体表投影为自腋后襞下缘外端与肩交点处，斜过肱骨后方，至肱骨外上髁的连线。

（3）尺神经　发自臂丛内侧束，沿肱二头肌内侧沟伴肱动脉下行，在臂中部转向后下方，经肱骨内上髁后方的尺神经沟进入前臂。

①皮支　手掌分布于小鱼际的皮肤和尺侧一个半指皮肤。

②肌支　在前臂发出肌支，支配尺侧腕屈肌和指深屈肌尺侧半等。

尺神经的体表投影为自肱动脉搏动点始至肱骨内上髁后方，再由此至豌豆骨外侧缘。

上肢的神经干支和大血管分布较浅且粗针刺时易刺。在曲池、尺泽及郄门等穴（图 1 - 22，图 1 - 23）进行穴位注射时较易刺及神经干支。曲池穴深层有桡神经干经过，若刺中桡神经干，患者可出现前臂外侧、手背外侧并向指端放射的强烈触电感，此时应立即停止继续进针，退针于浅层改变针刺角度。

在临床中，神经干支的损伤可出现该神经所支配区的运动障碍、肌肉萎缩或瘫痪及感觉障碍。正中神经损伤表现：前臂不能旋前，屈腕力减弱，大鱼际肌萎缩，手掌变平坦；皮支所分布区的感觉障碍，以手掌桡侧半和桡侧 3 指末节最为明显。

桡神经损伤表现：不能伸腕和伸指，拇指不能外展；抬前臂时，由于伸肌瘫痪及重力作用，出现"垂腕"征；前臂背侧皮肤及手背桡侧半感觉迟钝，"虎口"区皮肤感觉丧失。

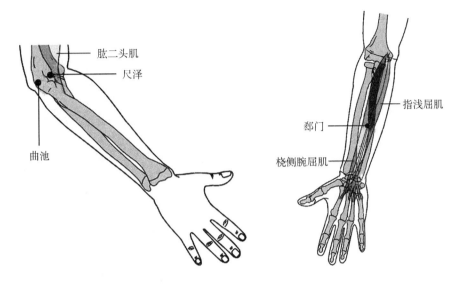

图1-22 曲池、尺泽穴定位　　　　图1-23 郄门穴定位

尺神经损伤表现：屈腕力减弱，拇指不能内收，其他各指不能内收和外展等运动障碍，小鱼际萎缩，各掌指关节过伸，出现"爪形手"；尺神经分布区感觉迟钝，而小鱼际及小指感觉丧失。

（三）下肢的血管和神经

1. 血管　分布于下肢的动脉主要有股动脉、腘动脉、胫前后动脉及腓动脉等，静脉主要有大隐静脉和小隐静脉等，如图1-24～图1-27所示。

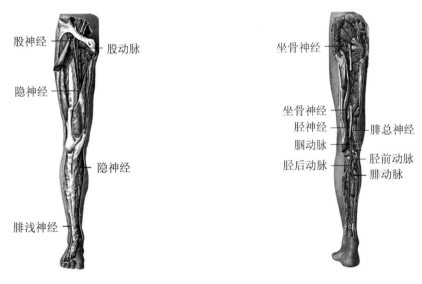

图1-24 下肢血管神经（前面观）　　　图1-25 下肢血管神经（后面观）

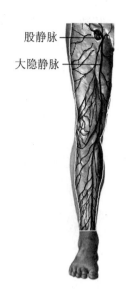
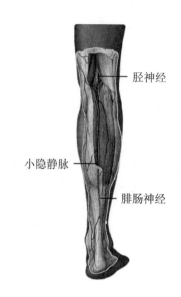

股静脉

大隐静脉

胫神经

小隐静脉

腓肠神经

图 1 - 26　大隐静脉（前面观）　　　　图 1 - 27　小隐静脉（后面观）

（1）股动脉　为髂外动脉的延续，下行经股三角（由腹股沟韧带、缝匠肌和长收肌围成）、收肌管（位于股中 1/3 段前内侧，由股内侧肌、缝匠肌、长收肌和大收肌围成），出收肌腱裂孔至腘窝，移行为腘动脉。当大腿外展外旋，自腹股沟中点至股骨内侧髁上方连一线，该线的上 2/3 为股动脉的体表投影。

（2）腘动脉　在收肌腱裂孔处续于股动脉，经腘窝深部下行至小腿骨间膜上方分为胫前、后动脉。

（3）胫前动脉　为腘动脉的分支，经小腿骨间膜，至小腿前群肌之间，下行至足背移行为足背动脉，沿途发出分支分布于小腿前群肌和附近皮肤。自胫骨粗隆与腓骨头连线中点起，经足背内、外踝中点，至第 1 跖骨间隙近侧部连一线，此线在踝关节以上为胫前动脉，踝关节以下为足背动脉的体表投影。

（4）胫后动脉　是腘动脉的分支，在小腿后面浅、深层肌之间下行，经内踝后方进入足底。自腘窝稍下方至内踝和跟结节中点的连线即为胫后动脉的体表投影。

（5）腓动脉　在胫后动脉起始处分出，沿着腓骨内侧下行，分布于胫、腓骨和附近肌。

（6）大隐静脉　是全身最长的浅静脉，起自足背静脉弓内侧，经足内踝前方，伴随隐神经，沿小腿内侧面、膝关节后内侧、大腿前内侧面上行，最终注入股静脉。

（7）小隐静脉　起自足背静脉弓外侧，经外踝后方，沿小腿后面中线上行，至腘窝处穿深筋膜入腘静脉。

2. 神经　分布于下肢的神经干主要有坐骨神经和股神经及其皮支隐神经，如图 1 - 24 和图 1 - 25 所示。

（1）股神经　为腰丛中最大的分支，在腰大肌外侧缘和髂肌之间下行，经腹股沟韧带深面进入股三角内，位于股动脉外侧，分为皮支和肌支。

①股神经皮支　分布于股前皮肤，其中最长的一支为隐神经，它伴随股动脉入收肌管，向下在膝关节内侧浅出皮下后，与大隐静脉伴行，分布于小腿内侧面及足内侧缘皮肤。

②股神经肌支　支配耻骨肌、股四头肌及缝匠肌。

（2）坐骨神经　为全身最粗大的神经，经梨状肌下孔出盆腔，在臀大肌深面下行，经股二头肌深面下降至腘窝上方分为胫神经和腓总神经。自坐骨结节与大转子之间中点稍内侧到股骨内、外侧髁之间的中点的连线，其上2/3即为坐骨神经的体表投影。

（3）胫神经　沿腘窝中线下降，在小腿比目鱼肌深面伴胫后动脉下行，在内踝后方分为足底内侧神经和足底外侧神经，进入足底。

（4）腓总神经　沿腘窝外侧缘向下行，绕腓骨颈外侧向前，穿腓骨长肌起始部达小腿前面分为两支，为腓浅神经和腓深神经。

①腓浅神经　下行于腓骨长、短肌之间，并支配此二肌。

②腓深神经　在小腿肌前群深面，伴胫前动脉下降，支配小腿肌前群及足背肌。

下肢分布的神经干支和血管比较粗且行程长。在足三里、委中及承山等穴（图1-28，图1-29）进行穴位注射时易刺中神经干。如足三里位于犊鼻穴直下3寸，距胫骨前缘外侧1横指。若向腓骨方向直刺进针过深有可能损伤胫神经；若偏向外侧，特别是向腓骨方向斜刺进针时，则有可能将药物注入胫前动脉；同时也有机械性或化学性损伤腓神经的可能。

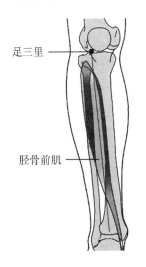
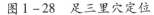
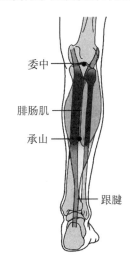

图1-28　足三里穴定位　　　　　图1-29　委中、承山穴定位

股神经损伤表现：屈髋无力，不能伸膝，膝跳反射消失；大腿前面和小腿内侧面皮肤感觉障碍。

胫神经损伤表现：足不能跖屈，不能屈趾和足内翻；因小腿肌前、外侧肌群的牵拉，足呈背屈外翻状态，为"仰趾足"；小腿后面及足底感觉迟钝或丧失。

腓总神经损伤表现：足不能背屈，足下垂并内翻，呈"马蹄"内翻足畸形；小腿前外侧面下部和足背可出现感觉障碍。

三、肢体关节

(一) 肩关节

肩关节由肱骨头与肩胛骨的关节盂构成。关节盂小而浅，关节囊薄而松弛，在肩关节周围有肩胛下肌、冈上肌、冈下肌和小圆肌分布，与关节囊紧贴，以稳定肩关节，如图1-30所示。

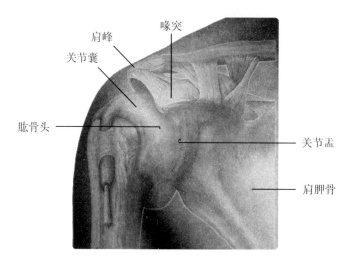

图1-30 肩关节（前面观）

肩关节周围有臑俞、肩贞及肩髎等穴（图1-31），在穴位注射过程中注意针尖的角度，掌握针刺的深度避免将药物注入关节腔。如臑俞位于肩部，当腋后纹头直上，肩胛冈下缘凹陷中，深刺可达肩关节囊后壁。若继续深刺，针下阻力减轻或突然消失，表示极有可能穿过关节囊壁而进入关节腔内，此时应立即退针至关节腔外。

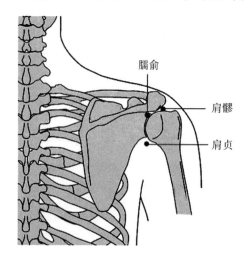

图1-31 臑俞、肩贞及肩髎穴定位

(二) 肘关节

肘关节由肱骨下端与尺、桡骨上端构成，是由三个关节共同包裹在一个关节囊内组成的复关节：①肱尺关节由肱骨滑车与尺骨的滑车切迹构成。②肱桡关节由肱骨小头与桡骨关节凹构成。③桡尺近侧关节由桡骨头环状关节面与尺骨桡切迹构成，如图1-32所示。

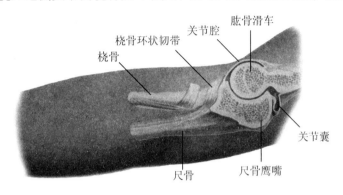

图 1-32　肘关节 (矢状位)

肘关节附近的穴位主要有曲池、尺泽、小海及少海等穴 (图1-22，图1-34)，在穴位注射过程中要注意针尖的角度，掌握针刺的深度，避免将药物注入关节腔。如尺泽位于肘横纹上，肱二头肌腱桡侧缘处，直刺进针不宜过深。若针下阻力减轻或突然消失，表示极有可能穿过关节囊壁，进入关节腔内，此时应立即退针。

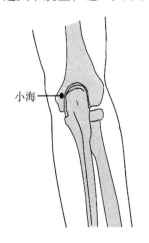

图 1-33　小海穴定位

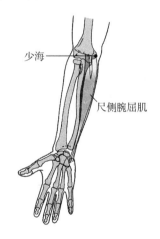

图 1-34　少海穴定位

(三) 膝关节

膝关节是人体最大最复杂的关节，由股骨下端、胫骨上端和髌骨构成。其中股骨内、外侧髁分别与胫骨内、外侧髁相对，髌骨与股骨的髌骨面相对。膝关节前方有股四头肌腱及其延续而成的髌韧带，两侧有腓侧副韧带和胫侧副韧带。在股骨和胫骨的关节面之间垫有两块半月板，分别为内侧半月板和外侧半月板。在关节囊内有连接股骨和胫骨的前交叉韧带和后交叉韧带，两者相互交叉排列，如图1-35所示。

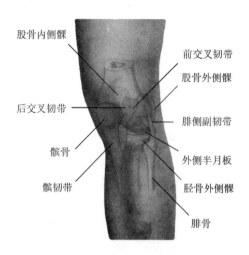

图 1-35 膝关节（前面观）

膝关节附近主要有犊鼻、内膝眼穴（图 1-36）。由于膝关节腔、关节囊较大，进行穴位注射时，若深刺易刺入关节腔内。如犊鼻穴（屈膝，位于髌骨与髌韧带外侧凹陷中）进针不易过深，若深刺穿过滑膜层后即可进入关节腔，此时出现针下阻力减轻或突然消失，应立即退针，不可将药物注入关节腔内，以免造成关节腔内感染。

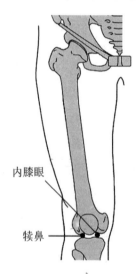

图 1-36 犊鼻、内膝眼穴定位

通过本章的介绍，希望能使广大临床工作者在穴位注射操作过程中提高警惕，所谓"持针如握虎"，熟悉穴位深层脏器体表投影位置、血管神经的走行分布及主要关节腔，加强操作的安全性意识，避免盲目深刺、乱刺，有效地减少因穴位注射而引起的穴位周围重要脏器或血管神经损伤等意外事件的发生，这样才能更好地应用穴位注射疗法服务临床，解除患者的疾苦，推动该疗法的应用和发展。

第二章 穴位注射作用的中医理论基础

穴位注射疗法即在穴位处注入药物，其作用基础与传统针刺有相同之处，即通过刺激相应穴位，以激发经气、疏通经络，对失衡的机体功能进行调节。此外，穴位注射还加入了药物的作用，产生针刺与药物叠加的双重刺激。药物本身就具有一定的治疗作用，作用于穴位处，对穴位形成更为强烈、持久的刺激。由此可见，穴位注射的作用基础与传统针刺一样，与中医脏腑、经络腧穴密不可分，与药物的药性、功效也密切相关。了解这些理论，对于临床疾病的诊断、辨证和穴位、药物的选取都具有重要指导意义。

本章将从藏象、经络、腧穴、药性4方面介绍穴位注射作用的中医理论基础。

第一节 藏象经络概论

中医学认为，人体是以五脏（肝、心、脾、肺、肾）为中心，通过经络，向内将六腑（胆、小肠，胃、大肠、膀胱），向外将五体（筋、脉、肉、皮、骨）、五官（目、舌、口、鼻、耳）、九窍（目、口、鼻、耳、二阴）、四肢百骸等全身脏腑形体官窍联结成的整体。脏腑与脏腑之间、脏腑与经络之间、脏腑与形体官窍之间都有密切关系。当脏腑功能失调时，会通过经络表现在外在的组织官窍或体表相应的穴位上；通过刺激穴位，又可对内在失衡的脏腑起到调治作用。脏腑、经络是人体的重要组成部分，围绕它们所形成的脏腑学说、经络理论是中医认识机体的生理病理过程、阐明治疗原理的重要理论基础。了解这些理论，对于学习穴位注射疗法、了解其作用基础有重要的指导意义。

一、藏象概论

"藏象"首见于《素问·六节藏象论》。"藏"，指藏之于体内的内脏；"象"，是指表现于外的生理、病理现象。二者组合，藏象即为机体内脏的生理活动和病理变化反映于外的征象。如张景岳在《类经》中说："象，形象也，脏居于内，形见于外，故曰藏象。"

藏象学说是研究机体各个脏腑形象的学说，它包括三个方面的内容，即各个脏腑的生理功能、病理变化及其相互关系。由此可见，这一学说主要是通过研究机体外部的征象，来了解内脏活动的规律及其相互关系的。藏象学说在中医学理论中占有极其重要的地位，对于阐明人体的生理和病理、指导临床实践具有重要的指导意义。具体说来，藏象学说是研究藏象的概念内涵，各脏腑的形态结构、生理功能、病理变化及其与精、气、血、津液之间的相互关系，以及脏腑之间、脏腑与形体官窍及自然社会环境之间的相互关系的学说。藏象学说是以五脏为中心的整体观，现将以五脏为中心的人体脏腑官窍与自然界事物的类比关系列表如下（表2－1）：

表2－1　五脏与五腑、形体官窍、外界环境取类比象的对应关系

五脏	五腑	五官	五体	五行	五化	五气	五方	五季	五色
肝	胆	目	筋	木	生	风	东	春	青
心	小肠	舌	脉	火	长	暑	南	夏	赤
脾	胃	口	肉	土	化	湿	中	长夏	黄
肺	大肠	鼻	皮	金	收	燥	西	秋	白
肾	膀胱	耳	骨	水	藏	寒	北	冬	黑

中医学既通过解剖分析的直接观察方法认识脏腑的形态和功能，又运用哲学思维以整体观察的方法认识脏腑的生命活动规律，并以精气的贮藏、运动和代谢来解说脏腑功能。因此，中医学的脏腑不仅仅是形态学结构的脏器，也是在其形态学结构的基础上，赋予了某些特殊功能的生理病理系统。

中医学认为，每个脏腑都有其相应的生理功能和特性（表2－2）。当脏腑发生疾病时，其所主的生理功能也会发生变化，所以，可以从表现在外的异常生理变化而判断出是哪一脏腑的疾病，就此做出针对性的治疗。例如，当患者表现为心情抑郁、情绪不宁、胁肋胀满等症状时，一般认为乃肝气郁结所致。因肝主疏泄，有疏散、宣泄的功能，对气机起着重要的调节作用。当肝失疏泄、气机不调时，会引起情志的异常变化，如郁郁不乐、情绪不宁等。因此，对于这类患者的治疗，多选取疏肝理气的药物；而采用针灸治疗时，也以肝经的穴位为主。又如脾胃为后天之本，主运化（水湿及水谷）；同时，脾主肌肉，当脾胃功能异常，则表现为不思饮食、身体消瘦或水肿、全身乏力。治疗此类疾病则以调理脾胃为主，在穴位注射选穴时就应以足太阴脾经及其表里经足阳明胃经腧穴阴陵泉、三阴交、足三里等，以及其相应的募俞穴中脘、脾俞、胃俞等穴为主。由此看来，运用针刺、艾灸、穴位注射等疗法时，需从中医角度正确认识疾病，明确疾病的病因病位、病理发展过程等，而这些都离不开藏象理论的指导。

表2－2　五脏六腑的生理功能与特性

脏腑	生理功能	生理特性
肝	主疏泄，主藏血，主升发	为刚脏
心	主血脉，主藏神	为阳脏，主通明
脾	主运化，统摄血液	脾气主升，喜燥恶湿
肺	主气司呼吸，主行水，朝百脉，主治节	为华盖，娇脏，主宣发肃降
肾	主藏精，主水，主纳气	主蛰，守位
胆	主贮藏和排泄胆汁，主决断	为奇恒之腑
小肠	主受盛化物，泌别清浊	主液
胃	主受纳、腐熟水谷	主通降，喜润恶燥

续表

脏腑	生理功能	生理特性
大肠	主传化糟粕，主津	通降下行
膀胱	排泄尿液	司开阖
三焦	通调水道，运化水液	上焦主纳，中焦主化，下焦主出

二、经络概论

经络是人体内运行气血的通道，包括经脉和络脉。"经"，有路径的含义，为直行的主干；"络"，有网络的含义，为侧行的分支。经脉以上下纵行为主，系经络的主体部分；络脉从经脉中分出侧行，系经络的细小部分。

经络系统是由经脉和络脉相互联系、彼此衔接而构成的体系。经络系统将人体的组织器官、四肢百骸联络成一个有机的整体，并通过经气的活动，调节全身各部的功能，运行气血、协调阴阳，从而使整个机体保持协调和相对平衡。

经络系统由经脉和络脉组成，其中经脉包括十二经脉、奇经八脉，以及附属于十二经脉的十二经别、十二经筋、十二皮部；络脉包括十五络脉和难以计数的浮络、孙络等。经脉系统的组成具体见图2-1。

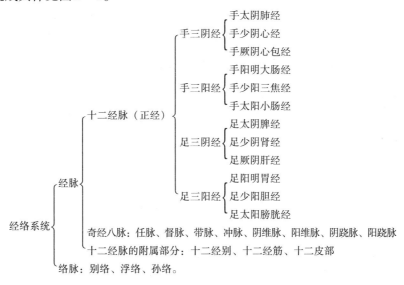

图 2-1 经络系统的组成

1. 十二经脉 系指十二脏腑所属的经脉，是经脉系统的主体，故又称为"正经"，包括手太阴肺经、手阳明大肠经、足阳明胃经、足太阴脾经、手少阴心经、手太阳小肠经、足太阳膀胱经、足少阴肾经、手厥阴心包经、手少阳三焦经、足少阳胆经、足厥阴肝经。十二经脉左右对称地分布于头面、躯干和四肢，纵贯全身。十二经脉中有经气运行，而经气周而复始、如环无端地周流于全身各经脉之间，起到沟通各部的作用。各经脉经气的流注次序如下（图2-2）：

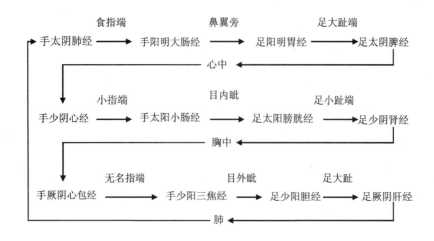

图 2-2　经气流注次序

2. 奇经八脉　系指别道奇行的经脉，包括督脉、任脉、冲脉、带脉、阴维脉、阳维脉、阴跷脉、阳跷脉，共 8 条，故称奇经八脉。奇经八脉除带脉横向循行外，其余均为纵向循行，纵横交错地循行分布于十二经脉之间。奇经八脉的主要作用体现在两个方面：其一，沟通了十二经脉之间的联系，将部位相近、功能相似的经脉联系起来，起到统摄有关经脉气血、协调阴阳的作用；其二，对十二经脉气血有着蓄积和渗灌的调节作用。

3. 十二经别　是十二正经离、入、出、合的别行部分，是正经别行深入体腔的支脉。十二经别不仅加强了经脉内外联系，更加强了经脉所属络的脏腑在体腔深部的联系，补充了十二经脉在体内外循行的不足，扩大了经穴的主治范围。

4. 十二经筋　是十二经脉之气输布于筋肉骨节的体系，是附属于十二经脉的筋肉系统。经筋具有约束骨骼、屈伸关节、维持人体正常活动功能的作用。

5. 十二皮部　是十二经脉功能活动反映于体表的部位，也是络脉之气散布之所在。十二皮部是机体的卫外屏障，起着保卫机体、抗御外邪和反映病证的作用。

6. 十五络脉　十二经脉和任、督二脉各别出一络，加上脾之大络，总计 15 条，称为十五络脉。十二经脉的别络均从本经四肢肘膝关节以下的络穴分出，走向其相表里的经脉，即阴经别络走向阳经、阳经别络走向阴经。任、督脉的别络及脾之大络主要分布在头身部。四肢部的十二经别络，加强了十二经中表里两经的联系，沟通了表里两经的经气，补充了十二经脉循行的不足。躯干部的任脉别络、督脉别络和脾之大络，分别沟通了腹、背和全身的经气。

7. 浮络　是循行于人体浅表部位、"浮而常见"的络脉。其分布广泛，没有定位，起着沟通经脉、输达肌表的作用。

8. 孙络　是最细小的络脉，属络脉的再分支，分布全身，难以计数。孙络在人体内有输布气血以濡养全身组织的作用。

经络纵横交错地分布于全身各处，将人体内外有机地联系在一起，有联系脏腑、沟通内外、运行气血、营养全身，抗御病邪、保卫机体的作用。了解经络理论，对临床协助诊断疾病、解释病理变化、指导临床治疗具有重要意义。例如：足少阳胆经循行路径上头，走行于头侧部，当患者头痛表现为侧头痛时，可辨别其为足少阳胆经循行处的病变，治疗时可选择归于胆经的药物，针灸或穴位注射治疗时则可选择足少阳胆经的相应穴位。由此可见，经络对疾病的治疗有很重要的作用。因此，在临床中掌握经络理论，对疾病的诊断与防治也起着十分重要的作用。

三、脏腑与经络的关系

人体是一个有机的整体，脏腑、经络、形体官窍之间相互联系。十二经脉在循行路径上，有其特定属络的脏腑，并与其他的脏腑、官窍也发生一定联系，具体详见表2-3。正因为脏腑与经络之间有特定的联系，当体内脏腑发生变化时，可通过经络反映于体表相应的穴位上（如穴位处有压痛或形成硬结等）；而通过刺激体表的相应穴位，又可疏通经络、调节气血，对脏腑的病理变化起到治疗作用。这一双向关系称之为经穴-脏腑相关，著名科学史学家李约瑟博士对这一发现评价甚高，认为是"揭示了人体体表反应与内脏器官变化之间存在必然联系的秘密"。

了解脏腑与经络的相互关系，对于在穴位注射时辨病辨证、选穴配穴都有重要的指导意义。

表2-3 十二经脉与脏腑器官的联络

经脉名称	属络的脏腑	联络的器官
手太阴肺经	属肺，络大肠，环循胃口	喉咙
手阳明大肠经	属大肠，络肺	入下齿中，夹口、鼻
足阳明胃经	属胃，络脾	起于鼻，入上齿，环口夹唇，循喉咙
足太阴脾经	属脾，络胃，流注心中	夹咽，连舌本，散舌下
手少阴心经	属心，络小肠，上肺	夹咽，系目系
手太阳小肠经	属小肠，络心，抵胃	循咽，至目内外眦
足太阳膀胱经	属膀胱，络肾	起于目内眦，至耳上角，入络脑
足少阴肾经	属肾，络膀胱，上贯肝，入肺中，络心	循喉咙，夹舌本
手厥阴心包经	属心包，络三焦	
手少阳三焦经	属三焦，络心包	系耳后，出耳上角，入耳中，至目外眦
足少阳胆经	属胆，络肝	起于目外眦，下耳后，入耳中，出耳前
足厥阴肝经	属肝，络胆，夹胃，注肺	过阴器，连目系，环唇中

第二节 腧穴概论

腧穴，是人体脏腑经络之气输注于体表的特殊部位。腧，本写作"输"，或从简作"俞"，有转输、输注的含义，言经气转输之意；"穴"，即空隙的意思，言经气所居之处。

腧穴也称为"穴位"、"穴道"、"孔穴"，既是疾病的反应点，又是针刺、艾灸、拔罐、穴位注射等治疗方法的施术部位。正如孙思邈在《千金翼方》中所说："凡孔穴者，是经络所行往来处，引气远入抽病也。"穴位注射疗效的发挥，也是通过刺激腧穴而产生的综合治疗作用。因此，熟悉腧穴理论对于合理运用穴位注射疗法具有重要的指导意义。

一、腧穴的定位方法

穴位注射疗法中，取穴正确与否直接影响疗效。因此，穴位注射时强调取穴的准确性。以下介绍4种腧穴定位方法：

（一）骨度分寸定位法

骨度分寸定位法是指主要以骨节为标志，将两骨节之间的长度折量为一定的分寸，用以确定腧穴位置的方法。常用骨度分寸法见表2-4：

表2-4　常用骨度分寸法

部位	起止点	折量寸
头面部	前发际正中至后发际正中	12
	眉间（印堂）至前发际正中	3
	第7颈椎棘突下（大椎）至后发际正中	3
	眉间（印堂）至后发际正中第7颈椎棘突下（大椎）	18
	前额两发角（头维）之间	9
	耳后两乳突（完骨）之间	9
胸腹胁肋部	胸骨上窝（天突）至胸剑联合中点（歧骨）	9
	胸剑联合中点（歧骨）至脐中	8
	脐中至耻骨联合上缘（曲骨）	5
	两乳头之间	8
	腋窝顶点至第11肋游离端（章门）	12
背腰部	肩胛骨内缘（近脊柱侧点）至后正中线	3
	肩峰缘至后正中线	8
上肢部	腋前、后纹头至肘横纹（平肘尖）	9
	肘横纹（平肘尖）至腕掌（背）侧横纹	12
下肢部	耻骨联合上缘至股骨内上髁上缘	18
	胫骨内侧髁下方至内踝尖	13
	股骨大转子至腘横纹	19
	腘横纹至外踝尖	16

（二）体表标志定位法

1. 固定的标志　指根据固定的标志确定腧穴的位置。如以内踝高点为标志，在其下方凹陷中处定照海；以脐为标志，脐中即为神阙，其旁开2寸定天枢等。

2. 活动的标志　指各部的关节、肌肉、肌腱、皮肤随着活动而出现的空隙、凹陷、皱纹、尖端等，是在活动姿势下才会出现的标志，据此也可确定腧穴的位置。如下颌角前

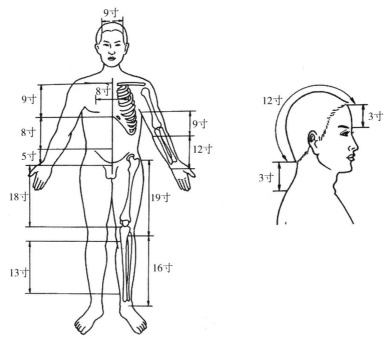

图 2-3　骨度分寸法

上方约 1 横指当咀嚼肌隆起、按之凹陷处取颊车等。

（三）手指同身寸定位法

手指同身寸定位法是指将患者本人的手指折量成一定尺寸来量取腧穴的定位方法，又称"指寸法"。常用有 3 种：

1. 中指同身寸　以患者中指中节桡侧两端纹头(拇、中指屈曲成环形)之间的距离为 1 寸。

2. 拇指同身寸　以患者拇指指间关节的宽度作为 1 寸。

3. 横指同身寸　令患者将食指、中指、无名指和小指并拢，以中指中节横纹为标准，其四指的宽度作为 3 寸。四指相并又称为"一夫"；用横指同身寸量取腧穴，又名"一夫法"。

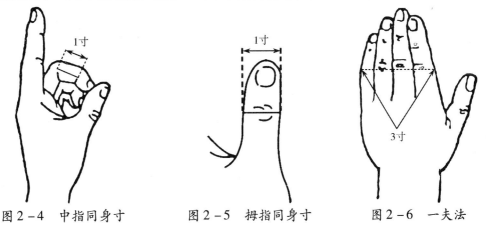

图 2-4　中指同身寸　　　图 2-5　拇指同身寸　　　图 2-6　一夫法

（四）简单定位法

简单定位法是临床中一些简单易行的腧穴定位方法。如立正姿势，手臂自然下垂，其中指端在下肢所触及处为风市。

二、穴位注射常用腧穴

腧穴总体上可分为十四经穴、奇穴、阿是穴（即痛点）3类。

（一）十四经穴

十四经穴是指分布于十二经脉和任、督二脉循行路线上的穴位，简称"经穴"。它们是腧穴的主要部分，共362个穴名。以下将对常用的经穴进行定位介绍，穴位定位参照中华人民共和国国家标准——腧穴名称与定位（GB/T 12346－2006）。

1. 头颈部穴位

（1）迎香

【归经】手阳明大肠经。

【定位】在面部，鼻翼外缘中点旁，鼻唇沟中（图2－7）。

【主治】鼻塞、鼻衄、面痒、面神经麻痹、副鼻窦炎、鼻炎等。

【穴区重要解剖】在上唇方肌中，有面动、静脉及眶下动、静脉分支，布有面神经与眶下神经的吻合丛。

【操作】斜向内上方刺0.3寸或直刺0.1～0.2寸。药量0.5～1ml。

（2）地仓

【归经】足阳明胃经。

【定位】在面部，口角旁开0.4寸（口角旁，在鼻唇沟或鼻唇沟的延长线上）（图2－7）。

【主治】口眼歪斜、流涎、面肌痉挛、面神经麻痹、三叉神经痛等。

【穴区重要解剖】在口轮匝肌中，深层为颊肌，有面动、静脉，布有面神经和眶下神经分支，深层为颊肌神经的末支。

【操作】直刺0.2寸，或沿皮向外横刺1～1.5寸。药量0.1～0.5ml。

（3）颊车

【归经】足阳明胃经。

【定位】在面部，下颌角前上方1横指（沿下颌角角平分线上1横指，闭口咬紧牙时咬肌隆起，放松时按之有凹陷处）（图2－8）。

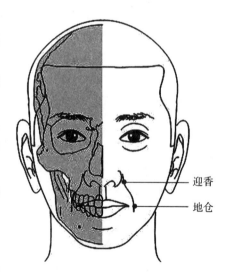

图2－7　迎香、地仓穴

【主治】口眼歪斜、牙痛、言语不利、颊肿、面神经麻痹、三叉神经痛、腮腺炎等。

【穴区重要解剖】在下颌角前方，有咬肌，咬肌动、静脉，布有耳大神经、面神经及咬肌神经。

【操作】直刺0.3～0.5寸，可沿皮刺向地仓、大迎。药量0.1～0.5ml。

（4）头维

【归经】足阳明胃经。

【定位】在头部，额角发际直上0.5寸，头正中线旁开4.5寸（图2－8）。

【主治】头痛、目眩、目痛、流泪、目视不明、眼睑𥉾动、前额神经痛等。

【穴区重要解剖】在颞肌上缘帽状腱膜中，有颞浅动、静脉的额支，布有颞神经分支及面神经的额颞分支。

【操作】平刺0.5～1寸。药量0.1～0.5ml。

（5）天柱

【归经】足太阳膀胱经。

【定位】在颈后区，横平第2颈椎棘突上际，斜方肌外缘凹陷中（图2－9）。

【主治】头项强痛、目眩、目痛、鼻衄、舌强、中风不语、神经性头痛等。

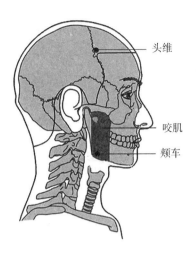

图2－8　颊车、头维穴

【穴区重要解剖】在斜方肌起始部，深层为头半棘肌，有枕静、动脉干，布有枕大神经干。

【操作】伏案正坐位，使头微前倾，项肌放松，向下颌方向缓慢刺入0.5～1寸。药量0.5～1ml。本穴深部为延髓，针尖不可向上，不可深刺，以免刺入枕骨大孔，误伤延髓。

（6）风池

【归经】足少阳胆经。

【定位】在颈后区，枕骨之下，胸锁乳突肌上端与斜方肌上端之间的凹陷中（图2－9）。

【主治】外感头痛、头晕目眩、头项强痛、鼻塞、目赤肿痛、口眼歪斜、中风、耳鸣、耳聋、神经性头痛、鼻炎等。

【穴区重要解剖】在胸锁乳突肌与斜方肌上端附着部之间的凹陷中，深层为头颊肌，有枕动、静脉分支，布有枕小神经分支，深部为延髓。

【操作】与耳垂水平，针尖略斜向下向内直刺1～1.5寸。药量0.1～0.5ml。本穴深部为延髓，切忌针尖向上，不能深刺，不能大幅度提插捻转，以免刺伤延髓。

（7）风府

【归经】督脉。

【定位】在颈后区，枕外隆凸直下，两侧斜方肌之间凹陷中（图2－9）。

【主治】头项强痛、目眩、目痛、鼻衄、舌强、神经性头痛、流行性感冒等。

【穴区重要解剖】在项韧带和项肌中，有枕动、静脉分支及棘间静脉丛，布有第3颈神经和枕大神经支，深部为环枕后膜，内为延髓。

【操作】头微前倾，项肌放松，向下颌方向缓慢刺入 0.5～1 寸。药量 0.1～0.5ml。本穴深部为延髓，针尖不可向上，不能深刺，以免刺入枕骨大孔，误伤延髓。

（8）百会

【归经】督脉。

【定位】在头部，前发际正中直上 5 寸（折耳，两耳尖向上连线的中点）（图 2－9）。

【主治】头痛、眩晕、健忘、失眠、脱肛、久泻久痢、精神性头痛、高血压等。

【穴区重要解剖】当帽状腱膜处，有左右颞浅动、静脉及左右枕动、静脉吻合网，深部常有导血管，布有枕大神经及额神经分支。

【操作】可向前后左右横刺 0.5～1.5 寸。药量 0.1～0.5ml。

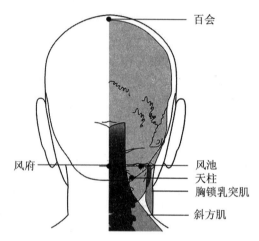

图 2－9　天柱、风池、风府、百会穴

2. 胸腹部穴位

（1）梁门

【归经】足阳明胃经。

【定位】在上腹部，脐中上 4 寸，前正中线旁开 2 寸（图 2－10）。

【主治】食欲不振、腹胀、腹泻、反胃、呕吐、胃痛、胃下垂、十二指肠溃疡、胃肠炎等。

【穴区重要解剖】当腹直肌及其鞘处，深层为腹横肌，有第 7 肋间动、静脉分支及壁上动、静脉，布有第 8 肋间神经分支。右侧深部为肝下缘、胃幽门部。

【操作】直刺 0.8～1.2 寸。药量 2～4ml。本穴右侧深部为肝下缘、胃幽门部，不能深刺，以免损伤。

（2）关门

【归经】足阳明胃经。

【定位】在上腹部，脐中上 3 寸，前正中线旁开 2 寸（图 2－10）。

【主治】食欲不振、腹胀、腹泻、反胃、呕吐、胃痛、胃下垂、十二指肠溃疡、胃肠炎等。

【穴区重要解剖】当腹直肌及其鞘处，有第 8 肋间动、静脉分支及腹壁上动、静脉分支，布有第8肋间神经分支。内部为横结肠。

【操作】直刺0.8~1.2寸。药量2~4ml。本穴深部为横结肠，不可深刺，以免损伤。

（3）太乙

【归经】足阳明胃经。

【定位】在上腹部，脐中上2寸，前正中线旁开2寸（图2-10）。

【主治】食欲不振、腹胀、腹泻、反胃、呕吐、胃痛、胃下垂、十二指肠溃疡、胃肠炎等。

【穴区重要解剖】当腹直肌及其鞘处，有第8肋间动、静脉分支及腹壁下动、静脉分支，布有第8肋间神经分支。内部为横结肠。

【操作】直刺0.8~1.2寸。药量2~4ml。本穴深部为横结肠，不可深刺，以免损伤。

（4）滑肉门

【归经】足阳明胃经。

【定位】在上腹部，脐中上1寸，前正中线旁开2寸（图2-10）。

【主治】食欲不振、腹胀、腹泻、反胃、呕吐、胃痛、胃下垂、十二指肠溃疡、胃肠炎等。

【穴区重要解剖】当腹直肌及其鞘处，有第9肋间动、静脉分支及腹壁下动、静脉分支，布有第9肋间神经分支。内部为小肠。

【操作】直刺0.8~1.2寸。药量2~4ml。本穴深部为小肠，不可深刺，以免损伤。

（5）天枢

【归经】足阳明胃经。

【定位】在腹部，横平脐中，前正中线旁开2寸（图2-10）。

【主治】腹胀肠鸣、腹痛吐泻、便秘、痢疾、月经不调、阑尾炎、肠道蛔虫症、急性肠梗阻、急性胰腺炎、急慢性胃炎、急慢性肠炎、子宫内膜炎等。

【穴区重要解剖】当腹直肌及其鞘处，有第9肋间动、静脉分支及腹壁下动、静脉分支，布有第10肋间神经分支。

【操作】直刺1~1.5寸。药量2~4ml。本穴深部为结肠，不可深刺，以免损伤。

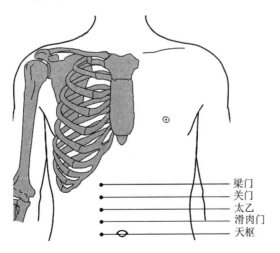

梁门
关门
太乙
滑肉门
天枢

图2-10 梁门、关门、太乙、滑肉门、天枢穴

（6）大横

【归经】足太阴脾经。

【定位】在腹部，脐中旁开4寸（图2-11）。

【主治】腹痛、泄泻、便秘、肠寄生虫、肠麻痹等。

【穴区重要解剖】在腹外斜肌肌部及腹横肌肌部，局部布有第11肋间动、静脉及第12肋间神经。

【操作】直刺1~2寸。药量2~4ml。本穴深部为结肠，不可深刺。

（7）幽门

【归经】足少阴肾经。

【定位】在上腹部，脐中上6寸，前正中线旁开0.5寸（图2-11）。

【主治】胸痛、胸闷、厌食、腹痛、呕吐、小腹胀痛、痢疾、心烦、健忘、妇女乳汁不通、乳痛、目赤痛；幽门狭窄、贲门痉挛、胃痉挛、胃下垂、肋间神经痛等。

【穴区重要解剖】在腹直肌鞘前壁、腹直肌肌部，有第7肋间神经肌支和腹壁上动脉分支分布。

【操作】直刺0.5~0.7寸。药量1~2ml。本穴深部为腹腔，不可深刺。

（8）章门

【归经】足厥阴肝经。

【定位】在侧腹部，第11肋游离端的下际（图2-11）。

【主治】肠鸣、腹胀、呕吐、泄泻、胁痛、痞块、胸膜炎、肠炎、胃炎等。

【穴区重要解剖】穴区内为腹外斜肌、腹内斜肌、腹横肌，分布有第10、11肋间神经外侧皮支和胸腹壁静脉，深层有第10、11肋间神经和肋间动脉。

【操作】直刺0.8~1寸。药量1~2ml。本穴深部为腹腔，不可深刺。

（9）膻中

【归经】任脉。

【定位】在胸部，横平第3肋间隙，前正中线上（图2-11）。

【主治】气喘、胸痛、心悸、咳逆、反胃、乳汁少、支气管炎、支气管哮喘、肋间神经痛等。

【穴区重要解剖】穴区内有第4肋间神经前皮支，深层有第4肋间神经和胸廓内动脉前穿支分布。

【操作】胸咽病向上刺入，其针感沿任脉逐渐向上，少数患者走至咽喉；胸腹及气逆之病向下刺入，其针感沿任脉逐渐下行走至剑突，少数患者走至上腹；胸胁及乳房病，向左侧或右侧刺入，其针感走向同侧乳房，胸胁部其针刺方向根据不同病位和病证而定。药量1~2ml。

（10）鸠尾

【归经】任脉。

【定位】在上腹部，剑胸结合下1寸，前正中线上（图2-11）。

【主治】心悸、心烦、心痛、呕吐、反胃、心胸痛、哮喘、肋间神经痛、胃炎、心包炎等。

【穴区重要解剖】穴区内为腹白线、腹横筋膜，分布有肋间神经前皮支，深层有肋间神经与腹壁上动脉，再深层可及腹腔。

【操作】斜向下刺0.5～1寸。药量1～2ml。本穴深部为腹腔，不可深刺。

（11）中脘

【归经】任脉。

【定位】在上腹部，脐中上4寸，前正中线上（图2-11）。

【主治】胃脘痛、呕吐、泻痢、心下胀痛、消化不良、心悸、失眠、高血压、胃下垂等。

【穴区重要解剖】穴区内为腹白线、腹横筋膜，分布有肋间神经前皮支，深层有肋间神经与腹壁上动脉分布，再深层可及腹腔。

【操作】略向上、向下斜刺，直刺0.8～1.2寸。药量2～4ml。本穴深部为腹腔，不可深刺。

（12）建里

【归经】任脉。

【定位】在上腹部，脐中上3寸，前正中线上（图2-11）。

【主治】腹胀、呕逆、肠鸣、身肿、腹泻、痢疾、食欲不振、急慢性胃炎、胃溃疡、胃下垂、胃扩张、肾炎等。

【穴区重要解剖】穴区内为腹白线、腹横筋膜，分布有肋间神经前皮支，深层有肋间神经与腹壁上动脉分布，再深层可及腹腔。

【操作】直刺0.5～1寸。药量2～4ml。本穴深部为腹腔，不可深刺。

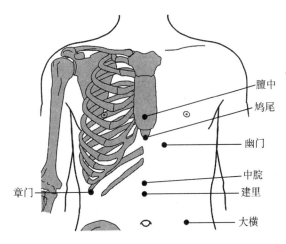

图2-11 大横、幽门、章门、膻中、鸠尾、中脘、建里穴

（13）水道

【归经】足阳明胃经。

【定位】在下腹部，脐中下3寸，前正中线旁开2寸（图2-12）。

【主治】小腹胀满、小便不利、疝气、痛经、不孕、急慢性肾炎、膀胱炎、睾丸炎、附件炎、子宫内膜炎等。

【穴区重要解剖】当腹直肌及其鞘处，分布有第12肋间动、静脉分支，外侧为腹壁下动、静脉，布有第12肋间神经。

【操作】直刺1~1.2寸。药量0.5~2ml。本穴深部为膀胱，注射前嘱患者排空膀胱，不可深刺。

（14）归来

【归经】足阳明胃经。

【定位】在下腹部，脐中下4寸，前正中线旁开2寸（图2-12）。

【主治】月经不调、痛经、产后恶露不止、小便不利、阳痿、早泄、遗精、疝气、水肿、肾炎、膀胱炎等。

【穴区重要解剖】当腹直肌及其鞘处，有第12肋间动、静脉分支，外侧为腹壁下动、静脉，布有第12肋间神经。

【操作】直刺1~1.2寸。药量1~2ml。本穴深部为膀胱，注射前嘱患者排空膀胱，不可深刺。

（15）气海

【归经】任脉。

【定位】在下腹部，脐中下1.5寸，前正中线上（图2-12）。

【主治】月经不调、带下、崩漏、产后恶露不止、中风脱证、腹痛、泄泻、完谷不化、遗尿、遗精、阳痿、胃炎、膀胱炎、盆腔炎等。

【穴区重要解剖】穴区内为腹白线、腹横筋膜，分布有肋间神经前皮支和腹壁浅动脉，深层有肋间神经和腹壁下动脉，再深层可及腹腔。

【操作】直刺0.5~1寸或向下斜刺2~3寸。药量1~2ml。本穴深部为腹腔，不可深刺。

（16）关元

【归经】任脉。

【定位】在下腹部，脐中下3寸，前正中线上（图2-12）。

【主治】中风脱证、虚劳里急、遗精、小便不利、产后恶露不止、阳痿、早泄、脱肛、痢疾、尿频、尿闭、赤白带下、肝炎、肠炎、膀胱炎等。

【穴区重要解剖】穴区内为腹白线、腹横筋膜，分布有肋下神经前皮支和腹壁浅动脉，深层有肋下神经和腹壁下动脉，再深层可及腹腔。

【操作】直刺0.5~1寸或向下斜刺1.5~2寸。药量1~2ml。本穴深部为膀胱，注射前嘱患者排空膀胱，不可深刺。

（17）中极

【归经】任脉。

【定位】在下腹部，脐中下4寸，前正中线上（图2-12）。

【主治】月经不调、产后恶露不止、小便不利、阳痿、早泄、遗精、疝气、水肿、肾炎、膀胱炎等。

【穴区重要解剖】穴区内为腹白线、腹横筋膜，分布有髂腹下神经皮支和腹壁浅动脉分支，深层有髂腹下神经和腹壁浅动脉。

【操作】直刺0.5~1寸或向下斜刺1.5~2寸。药量1~2ml。本穴深部为膀胱，注射前嘱患者排空膀胱，不可深刺。

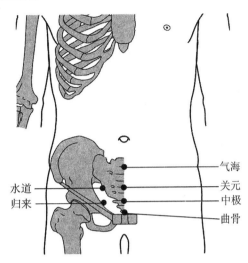

图2-12　水道、归来、气海、关元、中极、曲骨穴

（18）曲骨

【归经】任脉。

【定位】在下腹部，耻骨联合上缘，前正中线上（图2-12）。

【主治】少腹胀痛、遗尿、遗精、阳痿、疝气、阴囊湿疹、月经不调、赤白带下、痛经、膀胱炎、尿道炎、盆腔炎等。

【穴区重要解剖】穴区内为腹白线或腹直肌、腹横筋膜，分布有髂腹下神经皮支、腹壁浅动脉和阴部外浅动脉，深层有髂腹下神经腹支和腹壁下动脉，再深层可及膀胱。

【操作】直刺0.5~1.5寸。药量1~2ml。本穴深部为膀胱，注射前嘱患者排空膀胱，不可深刺。

3. 肩背腰骶部

（1）肩髃

【归经】手阳明大肠经。

【定位】在三角肌区，肩峰外侧缘前端与肱骨大结节两骨间凹陷中（图2-13）。

【主治】肩臂痛，风热瘾疹，半身不遂，上肢麻痹，瘰疬，瘿气，高血压，肩、肘关节炎，肌肉萎缩等。

【穴区重要解剖】穴区下为三角肌、三角肌下囊、冈上肌腱，分布有锁骨上神经外侧支和腋神经皮支，深层有腋神经肌支、肩胛上神经、胸肩峰动脉和旋肱后动脉。

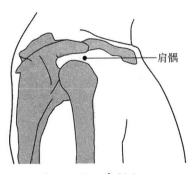

图2-13　肩髃穴

【操作】直刺 0.5~1 寸。药量 2~4ml。

（2）巨骨

【归经】手阳明大肠经。

【定位】在肩胛区，锁骨肩峰端与肩胛冈之间的凹陷中（冈上窝外端两骨间凹陷中）（图 2-14）。

【主治】肩臂痛，半身不遂，上肢麻痹，肩、肘关节炎，肌肉萎缩等。

【穴区重要解剖】在斜方肌与冈上肌中，深层有肩胛上动、静脉，布有锁骨上神经分支、副神经分支，深层有肩胛上神经。

【操作】直刺 0.5~1 寸。药量 2~4ml。

（3）肩贞

【归经】手太阳小肠经。

【定位】在肩胛区，肩关节后下方，腋后纹头直上 1 寸（图 2-14）。

【主治】上肢麻木、疼痛不举、肩臂疼痛、肩胛痛、耳鸣等。

【穴区重要解剖】穴区下为肱二头肌长头、大圆肌，分布有肋间臂神经，深层有腋神经、桡神经和旋肱后动脉的分支。

【操作】直刺 1~1.5 寸。药量 2~4ml。

（4）臑俞

【归经】手太阳小肠经。

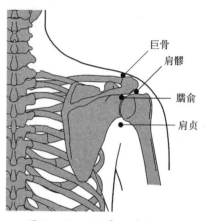

图 2-14 巨骨、肩贞、
臑俞、肩髎穴

【定位】在肩胛区，腋后纹头直上，肩胛冈下缘凹陷中（图 2-14）。

【主治】肩臂酸痛无力、肩胛疼痛、气喘、乳痈等。

【穴区重要解剖】穴区下为三角肌、冈下肌，分布有锁骨上神经外侧支，深层有腋神经、肩胛上神经和动脉的分支。

【操作】直刺或斜刺 0.5~1 寸。药量 2~4ml。

（5）肩髎

【归经】手少阳三焦经。

【定位】在三角肌区，肩峰角与肱骨大结节两骨间凹陷中（图 2-14）。

【主治】肩臂痛，半身不遂，上肢麻痹，瘰疬，瘿气，高血压，肩、肘关节炎，肌肉萎缩等。

【穴区重要解剖】在肩峰后下方，三角肌中，有旋肱后动脉，分布有腋神经的肌支。

【操作】直刺 0.5~1 寸。药量 2~4ml。

（6）天宗

【归经】手太阳小肠经。

【定位】在肩胛区，肩胛冈中点与肩胛骨下角连线上 1/3 与下 2/3 交点凹陷中（图 2-15）。

【主治】肩臂酸痛无力、肩胛疼痛等。

【穴区重要解剖】在冈下窝中央冈下肌中，有旋肩胛动、静脉肌支，布有肩胛上神经。

【操作】直刺或斜刺 0.5～1 寸。药量 2～4ml。

（7）秉风

【归经】手太阳小肠经。

【定位】在肩胛区，肩胛冈中点上方冈上窝中（图 2-15）。

【主治】肩臂酸痛无力、肩胛疼痛等。

【穴区重要解剖】在肩胛骨冈上窝中央，表层为斜方肌，再下为冈上肌，有肩胛动、静脉，布有锁骨上神经和副神经，深层为肩胛上神经。

【操作】直刺或斜刺 0.5～1 寸。药量 2～4ml。

（8）曲垣

【归经】手太阳小肠经。

【定位】在肩胛区，肩胛冈内侧端上缘凹陷中（图 2-15）。

【主治】肩臂酸痛无力、肩胛疼痛等。

【穴区重要解剖】在肩胛冈上缘，斜方肌和冈上肌中，有颈横动、静脉降支，深层为肩胛上动、静脉肌支，布有第 2 胸神经后支外侧皮支、副神经，深层为肩胛上神经肌支。

【操作】直刺或斜刺 0.5～1 寸。药量 2～4ml。

（9）肩外俞

【归经】手太阳小肠经。

【定位】在脊柱区，第 1 胸椎棘突下，后正中线旁开 3 寸（图 2-15）。

【主治】肩臂酸痛无力、肩胛疼痛等。

【穴区重要解剖】在肩胛骨内侧角边缘，表层为斜方肌，深层为肩胛提肌和菱形肌，有颈横动、静脉，布有第 1 胸神经后支内侧皮支、肩胛背神经和副神经。

【操作】直刺或斜刺 0.5～1 寸。药量 2～4ml。

（10）肩中俞

【归经】手太阳小肠经。

【定位】第 7 颈椎棘突下，后正中线旁开 2 寸（图 2-15）。

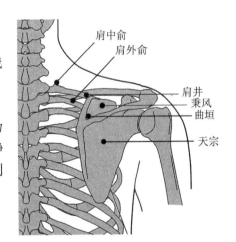

图 2-15 天宗、秉风、曲垣、
肩外俞、肩中俞、肩井穴

【主治】肩臂酸痛无力、肩胛疼痛等。

【穴区重要解剖】在第 1 胸椎横突端，肩胛骨内侧角边缘，表层为斜方肌，深层为肩胛提肌和菱形肌，有颈横动、静脉，布有第 1 胸神经后支的内侧皮支、肩胛神经和副神经。

【操作】直刺或斜刺 0.5～1 寸。药量 2～4ml。本穴深部为肺脏，不可直刺太深，以免损伤。

（11）肩井

【归经】足少阳胆经。

【定位】在肩胛区，第7颈椎棘突与肩峰最外侧点连线的中点（图2-15）。

【主治】肩臂酸痛无力、肩胛疼痛、气喘、乳痛等。

【穴区重要解剖】穴区下有斜方肌，深部为肩胛提肌与冈上肌，有颈横动、静脉分支，布有腋神经分支，深部上方为桡神经。

【操作】斜刺0.5~1寸。药量2~4ml。本穴深部为肺尖，不可深刺，以免损伤肺脏。注射时，可采用提捏进针法。

（12）大杼

【归经】足太阳膀胱经。

【定位】在脊柱区，第1胸椎棘突下，后正中线旁开1.5寸（肩胛骨内缘至后正中线距离为3寸，1.5寸为其中点，下同）（图2-16）。

【主治】身热、项强、肩背痛、咳嗽、咽炎、扁桃体炎等。

【穴区重要解剖】穴区下为斜方肌、菱形肌、上后锯肌，分布有第1、2胸神经后侧皮支及其伴行动、静脉，深部有副神经、肩胛背神经和动脉分支。

【操作】向脊柱方向斜刺0.5~0.8寸。药量1~2ml。本穴深部为肺脏，不可深刺，以免损伤。

（13）风门

【归经】足太阳膀胱经。

【定位】在脊柱区，第2胸椎棘突下，后正中线旁开1.5寸（图2-16）。

【主治】伤风、咳嗽、哮喘、发热头痛、鼻塞流涕、项强、胸背痛等。

【穴区重要解剖】穴区下为斜方肌、菱形肌、上后锯肌、竖脊肌，分布有第2、3胸神经后侧皮支及伴行动、静脉，深部有副神经、肩胛背神经、第2胸神经后支、第3胸神经后支及肩胛背动脉分支。

【操作】向脊柱方向斜刺0.5~0.8寸。药量1~2ml。本穴深部为肺脏，不可深刺，以免损伤。

（14）肺俞

【归经】足太阳膀胱经。

【定位】在脊柱区，第3胸椎棘突下，后正中线旁开1.5寸（图2-16）。

【主治】咳嗽、哮喘、吐血、潮热、盗汗、肺炎、肺结核、颈淋巴结结核、百日咳、胸膜炎等。

【穴区重要解剖】穴区下为斜方肌、菱形肌、上后锯肌、竖脊肌，分布有第3、4胸神经后侧皮支及其伴行动、静脉，深部有副神经、肩胛背神经、第3胸神经后支的肌支、第4胸神经后支的肌支及肩胛背动脉分支。

【操作】向脊柱方向斜刺0.5~0.8寸。药量1~2ml。本穴深部为肺脏，不可深刺，以免损伤。

（15）厥阴俞

【归经】足太阳膀胱经。

【定位】在脊柱区，第4胸椎棘突下，后正中线旁开1.5寸（图2－16）。

【主治】胸闷、胸痛、神经衰弱、头项痛、呃逆、胀满、呕吐、气管炎、心绞痛、肋间神经痛、胃痉挛等。

【穴区重要解剖】穴区下为斜方肌、菱形肌、竖脊肌，分布有第4、5胸神经后侧皮支及其伴行动、静脉，深部有第4、5胸神经后支的肌支和肩胛背动脉分支。

【操作】向脊柱方向斜刺0.5～0.8ml。药量1～2ml。本穴深部为肺脏，不可深刺，以免损伤。

（16）心俞

【归经】足太阳膀胱经。

【定位】在脊柱区，第5胸椎棘突下，后正中线旁开1.5寸（图2－16）。

【主治】失眠健忘、梦遗、盗汗、癫痫、惊悸、心胸烦乱、胸痛、咳嗽、吐血、心肌炎、心包炎、风湿性心脏病、冠心病、高血压等。

【穴区重要解剖】穴区下为斜方肌、菱形肌下缘、竖脊肌，分布有第5、6胸神经后侧皮支及其伴行动、静脉，深部有副神经、肩胛背神经和第5、6胸神经后支的肌支及肩胛背动脉分支。

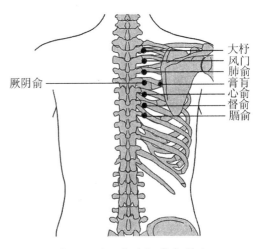

图2－16 膀胱经背部腧穴

【操作】向脊柱方向斜刺0.5～0.8寸。药量1～2ml。本穴深部为肺脏、心脏，不可深刺，以免损伤。

（17）督俞

【归经】足太阳膀胱经。

【定位】在脊柱区，第6胸椎棘突下，后正中线旁开1.5寸（图2－16）。

【主治】胸闷、胸痛、气喘、腹痛、气逆、皮疹瘙痒、心动过速、心绞痛、冠心病等。

【穴区重要解剖】穴区下为皮肤、皮下组织、斜方肌、背阔肌、竖脊肌，分布有第6、7胸神经后侧皮支及其伴行动、静脉，深部有副神经、胸背神经和第6、7胸神经后支的肌支及肩胛背动脉分支。

【操作】向脊柱方向斜刺0.5～0.8寸。药量1～2ml。不可深刺，以免损伤穴下重要脏器。

（18）膈俞

【归经】足太阳膀胱经。

【定位】在脊柱区，第7胸椎棘突下，后正中线旁开1.5寸（图2－16）。

【主治】咳嗽、气喘、呃逆、食不下、呕吐、潮热、盗汗、贫血、胃炎、颈淋巴结结核、荨麻疹等。

【穴区重要解剖】穴区下为斜方肌、背阔肌、竖脊肌，分布有第7、8胸神经后侧皮支及其伴行动、静脉，深部有副神经、胸背神经和第7、8胸神经后支的肌支及肩胛背动脉分支。

【操作】向脊柱方向斜刺0.5~0.8寸。药量1~2ml。不可深刺，以免损伤穴下重要脏器。

（19）肝俞

【归经】足太阳膀胱经。

【定位】在脊柱区，第9胸椎棘突下，后正中线旁开1.5寸（图2-17）。

【主治】胸胁痛、目赤、目眩、吐血、脊背痛、腿痛、肝炎、胆囊炎、胃痉挛、肋间神经痛、结膜炎、角膜炎等。

【穴区重要解剖】穴区下为斜方肌、背阔肌、竖脊肌，分布有第9、10胸神经后侧皮支及其伴行动、静脉，深部有副神经、胸背神经和第9、10胸神经后支的肌支及肩胛背动脉分支。

【操作】向脊柱方向斜刺0.5~0.8寸。药量1~2ml。不可深刺，以免损伤穴下重要脏器。

（20）胆俞

【归经】足太阳膀胱经。

【定位】在脊柱区，第10胸椎棘突下，后正中线旁开1.5寸（图2-17）。

【主治】腹胀、胸胁痛、黄疸、口苦、肺痨、咳嗽、潮热、盗汗、胆结石、胆囊炎、肝炎、失眠、胸膜炎等。

【穴区重要解剖】穴区下为背阔肌、竖脊肌，分布有第10、11胸神经后侧皮支及其伴行动、静脉，深部有胸背神经、第10胸神经后支的肌支、第11胸神经后支肌支和相应的肋间后动脉背侧支分支。

【操作】向脊柱方向斜刺0.5~0.8寸。药量1~2ml。不可深刺，以免损伤穴下重要脏器。

（21）脾俞

【归经】足太阳膀胱经。

【定位】在脊柱区，第11胸椎棘突下，后正中线旁开1.5寸（图2-17）。

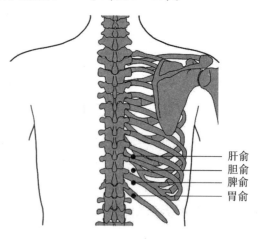

图2-17 肝俞、胆俞、脾俞、胃俞穴

【主治】腹胀、泄泻、痢疾、呕吐、黄疸、水肿、背痛、贫血、胃下垂、慢性支气管炎、支气管哮喘、进行性肌营养不良等。

【穴区重要解剖】穴区下为背阔肌、下后锯肌、竖脊肌，分布有第11、12胸神经后侧皮支及其伴行动、静脉，深部有第11、12胸神经后支的肌支及相应的肋间后动脉背侧支分支。

【操作】斜刺0.5~0.8寸。药量1~2ml。不可深刺，以免损伤穴下重要脏器。

（22）胃俞

【归经】足太阳膀胱经。

【定位】在脊柱区，第12胸椎棘突下，后正中线旁开1.5寸（图2-17）。

【主治】腹胀、肠鸣、胃脘痛、呕吐、脊背痛、胃下垂、慢性胃炎、肠胃炎、肝炎、胰腺炎等。

【穴区重要解剖】穴区下为背阔肌、下后锯肌、竖脊肌，分布有第12胸神经和第1腰神经后侧皮支及其伴行动、静脉，深部有第12胸神经、第1腰神经后支的肌支及相应的肋下动脉背侧支分支。

【操作】斜刺0.5~0.8寸。药量1~3ml。不可深刺，以免损伤穴下重要脏器。

（23）三焦俞

【归经】足太阳膀胱经。

【定位】在脊柱区，第1腰椎棘突下，后正中线旁开1.5寸（图2-18）。

【主治】腹泻、痢疾、肠鸣、腹胀、呕吐、水肿、腰背痛、肾炎、肝硬化、糖尿病、心源性浮肿等。

【穴区重要解剖】穴区下为背阔肌、下后锯肌、竖脊肌，分布有第1、2腰神经后侧皮支及其伴行动静脉，深部有第1、2腰神经后支的肌支及相应的腰动脉背侧支分支。

【操作】斜刺或直刺0.5~1寸。药量1~3ml。不可深刺，以免损伤穴下重要脏器。

（24）肾俞

【归经】足太阳膀胱经。

【定位】在脊柱区，第2腰椎棘突下，后正中线旁开1.5寸（图2-18）。

【主治】阳痿、遗精、遗尿、尿血、腰痛、月经不调、水肿、耳鸣、耳聋、肾炎、肾下垂、不孕症等。

【穴区重要解剖】穴区下为胸腰筋膜浅层、竖脊肌，分布有第2、3腰神经后内侧皮支及其伴行动、静脉，深部有第2、3腰神经后支的肌支和相应腰动脉背侧支分支。

【操作】直刺0.5~1寸，或向脊柱斜刺，勿向外斜刺。药量2~3ml。不可深刺，以免损伤穴下重要脏器。

（25）大肠俞

【归经】足太阳膀胱经。

【定位】在脊柱区，第4腰椎棘突下，后正中线旁开1.5寸（图2-18）。

【主治】腹泻、痢疾、脱肛、腹胀、便秘、腰痛、坐骨神经痛、腰肌劳损、盆腔炎、前列腺炎等。

【穴区重要解剖】穴区下为胸腰筋膜浅层、竖脊肌，分布有第4、5腰神经后内侧皮支及其伴行动、静脉，深部有第4、5腰神经后支的肌支和相应腰动脉背侧支分支。

【操作】直刺0.5~1.2寸。药量2~3ml。

（26）膏肓

【归经】足太阳膀胱经。

【定位】在脊柱区，第4胸椎棘突下，后正中线旁开3寸（图2-16）。

【主治】肺痨、咳嗽、气喘、小便不利、遗精、健忘、完谷不化、贫血、胃肠功能紊乱、腰肌劳损等。

【穴区重要解剖】穴区下为斜方肌、菱形肌、竖脊肌，分布有第4、5胸神经后外侧皮支的分支及其伴行动、静脉，深部有膈神经、肩胛背神经和第4、5胸神经后支的肌支及肩胛背动脉分支，并有肩胛背神经和动脉经过。

【操作】斜刺0.5~0.8寸。药量2~3ml。不可深刺，以免损伤肺脏。

（27）志室

【归经】足太阳膀胱经。

【定位】在腰区，第2腰椎棘突下，后正中线旁开3寸（图2-18）。

【主治】阳痿、遗精、水肿、小便不利、腰背痛、肾炎、前列腺炎等。

【穴区重要解剖】穴区下为背阔肌、竖脊肌，分布有第1、2腰神经后外侧皮支及其伴行动、静脉，深部有第1、2腰神经后支的肌支和第1、2腰背动脉分支。

【操作】斜刺0.5~0.8寸。药量1~3ml。不可深刺，以免损伤穴下重要脏器。

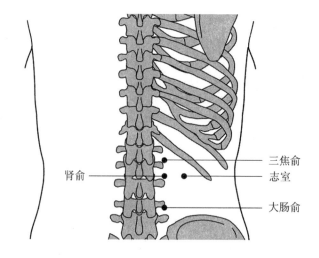

图2-18　三焦俞、肾俞、大肠俞、志室穴

（28）白环俞

【归经】足太阳膀胱经。

【定位】在骶区，横平第4骶后孔，骶正中嵴旁开1.5寸（图2-19）。

【主治】遗精、遗尿、崩漏、带下、月经不调、腰骶疼痛、痔、前列腺炎、膀胱炎、类风湿性关节炎、腰肌劳损、腰骶神经痛等。

【穴区重要解剖】穴区下为臀大肌、梨状肌，分布有臀中皮神经，深层有臀下皮神经和臀下动脉分支。

【操作】直刺1~1.5寸。药量2~3ml。

（29）上髎

【归经】足太阳膀胱经。

【定位】在骶区，正对第1骶后孔中（图2-19）。

【主治】小便不利、月经不调、带下、遗精、阳痿、腰骶痛、子宫内膜炎、盆腔炎、不孕症、肾炎、膀胱炎、坐骨神经痛等。

【穴区重要解剖】穴区下为胸腰筋膜浅层、竖脊肌，分布有臀中皮神经，深层有骶外侧动脉分支和第1骶神经后支的肌支。

【操作】直刺1~1.5寸。药量2~4ml。

(30) 次髎

【归经】足太阳膀胱经。

【定位】在骶区，正对第2骶后孔中（图2-19）。

【主治】小便不利、月经不调、带下、遗精、阳痿、腰骶痛、子宫内膜炎、盆腔炎、不孕症、肾炎、膀胱炎、坐骨神经痛等。

【穴区重要解剖】穴区下为胸腰筋膜浅层、竖脊肌，分布有臀中皮神经，深层有骶外侧动脉分支和第2骶神经后支的肌支。

【操作】直刺1~1.5寸。药量2~4ml。

(31) 秩边

【归经】足太阳膀胱经。

【定位】在骶区，横平第4骶后孔，骶正中嵴旁开3寸（图2-19）。

【主治】腰骶关节痛、小便不利、便秘、痔疾、下肢痿痹、坐骨神经痛、腰骶关节炎、膀胱炎、睾丸炎等。

【穴区重要解剖】穴区下为臀大肌、梨状肌下缘，分布有臀中皮神经，深层有臀下神经和动脉分支，并有股后皮神经和坐骨神经经过。

【操作】直刺1.5~2寸。药量2~4ml。

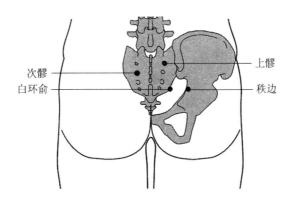

图2-19 白环俞、上髎、次髎、秩边

(32) 大椎

【归经】督脉。

【定位】在脊柱区，第7颈椎棘突下凹陷中，后正中线上（图2-20）。

【主治】热病、疟疾、咳嗽、气喘、骨蒸潮热、头痛、项强、风疹、感冒、支气管炎、哮喘、肺结核、肺气肿等。

【穴区重要解剖】穴区下为棘上韧带、棘间韧带，分布有第8颈神经后支皮支，深层有第 8 颈神经后支和颈横动脉。

【操作】微向上斜刺 1~1.5 寸。药量 2~3ml。本穴深部为椎管，不可深刺，以免损伤脊髓。

（33）陶道

【归经】督脉。

【定位】在脊柱区，第 1 胸椎棘突下凹陷中，后正中线上（图 2-20）。

【主治】发热、头痛、背强、类风湿性关节炎、脊髓炎、肺结核、百日咳等。

【穴区重要解剖】穴区下为棘上韧带、棘间韧带，分布有胸神经后支皮支，深层有胸神经后支和肋间动脉背侧支。

【操作】微向上斜刺 1~1.5 寸。药量 2~3ml。本穴深部为椎管，不可深刺，以免损伤脊髓。

（34）身柱

【归经】督脉。

【定位】在脊柱区，第 3 胸椎棘突下凹陷中，后正中线上（图 2-20）。

【主治】咳嗽、气喘、腰背强痛、肺炎、支气管炎、支气管哮喘、百日咳等。

【穴区重要解剖】穴区下为棘上韧带、棘间韧带，分布有胸神经后支的皮支，深层有胸神经后支和肋间动脉背侧支。

【操作】针尖略向上斜刺 0.7~1 寸。药量 2~3ml。本穴深部为椎管，不可深刺，以免损伤脊髓。

（35）至阳

【归经】督脉。

【定位】在脊柱区，第 7 胸椎棘突下凹陷中，后正中线上（图 2-20）。

【主治】咳逆、胸引背痛、胃寒、肠鸣、黄疸、胸膜炎、肋间神经痛、肝炎、胆囊炎等。

【穴区重要解剖】穴区下为棘上韧带、棘间韧带，分布有胸神经后支的皮支，深层有胸神经后支和肋间动脉背侧支。

【操作】向上斜刺 0.5~1 寸。药量 2~3ml。本穴深部为椎管，不可深刺，以免损伤脊髓。

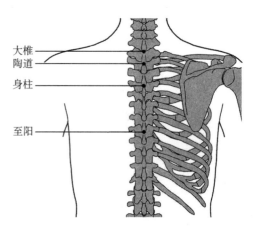

图 2-20 大椎、陶道、身柱、至阳穴

（36）命门

【归经】督脉。

【定位】在脊柱区，第 2 腰椎棘突下凹陷中，后正中线上（图 2-21）。

【主治】阳痿、遗精、遗尿、腰肌劳损、背强、头晕、耳鸣、泄泻、白带多、胃下垂等。

【穴区重要解剖】穴区下为胸腰筋膜、棘上韧带及棘间韧带，局部有腰动脉后支及棘间皮下静脉丛，分布有腰神经后支的内侧支。

【操作】针尖略向上直刺1~1.5寸。药量1~2ml。

(37) 腰阳关

【归经】督脉。

【定位】在脊柱区，第4腰椎棘突下凹陷中，后正中线上（图2-21）。

【主治】腰肌劳损、腰骶疼痛、下肢痿痹、阳痿、遗精、遗尿、泄泻、白带多、月经不调等。

【穴区重要解剖】穴区下为胸腰筋膜、棘上韧带及棘间韧带，局部有腰动脉后支及棘间皮下静脉丛，分布有腰神经后支的内侧支。

【操作】针尖略向上直刺1.5寸。药量1~2ml。

(38) 长强

【归经】督脉。

【定位】在会阴区，尾骨下方，尾骨端与肛门连线的中点处（图2-21）。

【主治】便血，泄泻，便秘，脱肛，痔，阴部湿痒，腰脊、尾骶部疼痛等。

【穴区重要解剖】穴区下为肛尾韧带、肛门外括约肌深部、肛提肌，分布有肛神经皮支（属阴部神经），深层有肛神经肌支和肛动脉（阴部动脉分支）。

【操作】针尖向上与骶骨平行斜刺0.5~1寸，不可刺穿直肠。药量2~3ml。

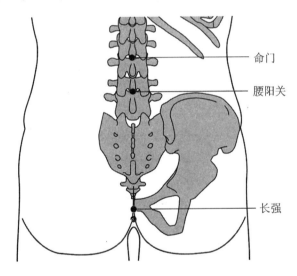

图2-21 命门、腰阳关、长强穴

4. 上肢

（1）天府

【归经】手太阴肺经。

【定位】在臂前区，腋前纹头下3寸，肱二头肌桡侧缘处（图2-22）。

【主治】气喘、鼻出血、肘痛、目眩、疟疾、瘿气、支气管炎、支气管哮喘、扁桃体炎等。

【穴区重要解剖】穴区下为肱二头肌长头，浅层有头静脉经过和臂外侧皮神经分布，深层有肱动脉和肱静脉的分支及肌皮神经。

【操作】直刺 0.5~0.8 寸。药量 2~3ml。

（2）侠白

【归经】手太阴肺经。

【定位】在肩前区，腋前纹头下 4 寸，肱二头肌桡侧缘处（图 2-22）。

【主治】气喘、鼻出血、肘痛、目眩、疟疾、瘿气、支气管炎、支气管哮喘、扁桃体炎等。

【穴区重要解剖】在肱二头肌外侧沟中，当头静脉及桡动、静脉分支处，布有臂外侧皮神经，当肌皮神经经过处。

【操作】直刺 0.5~0.8 寸。药量 2~3ml。

（3）尺泽

【归经】手太阴肺经。

【定位】在肘区，肘横纹上，肱二头肌腱桡侧凹陷中（图 2-22）。

【主治】咳喘气逆、咳血、潮热、咽喉肿痛、呕吐、腹泻、胸胁胀痛、发热、肘臂挛痛、肺炎、胸膜炎、急慢性胃炎、无脉症等。

【穴区重要解剖】穴区下为肱桡肌起始部、肱肌，浅层有头静脉、前臂外侧皮神经，深层有桡神经本干、桡神经深支、肌皮神经和桡侧副动脉前支。

【操作】直刺 0.5~0.8 寸。药量 2~3ml。

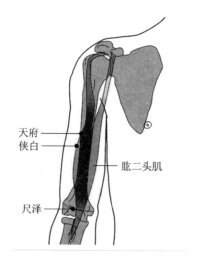

图 2-22 天府、侠白、尺泽穴

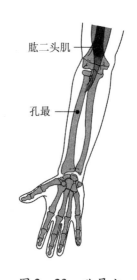

图 2-23 孔最穴

（4）孔最

【归经】手太阴肺经。

【定位】在前臂前区，腕掌侧远端横纹上 7 寸，尺泽与太渊连线上（图 2-23）。

【主治】咳嗽、气喘、咯血、咽喉肿痛、肘臂挛痛等。

【穴区重要解剖】穴区下为肱桡肌、桡侧腕屈肌、旋前圆肌、拇长屈肌，浅层有头静脉、前臂外侧皮神经和桡神经浅支，深层有桡神经浅支及深支、正中神经、桡动脉及其深支和桡返动脉。

【操作】直刺0.5～1寸。药量2～3ml。

(5) 列缺

【归经】手太阴肺经。

【定位】在前臂，腕掌侧远端横纹上1.5寸，拇短伸肌腱与拇长展肌腱之间，拇长展肌腱沟的凹陷中（图2-24）。

【主治】伤风、头项强痛、咽喉肿痛、咳嗽、气喘、口眼歪斜、面神经麻痹、齿痛、偏头痛、手腕无力、气管炎、支气管哮喘、三叉神经痛等。

【穴区重要解剖】穴区下为拇长展肌、肱桡肌、旋前方肌，浅层有前臂外侧皮神经和桡神经浅支，深层有桡神经深支、正中神经肌支和桡动脉、桡静脉。

【操作】斜刺，针尖向肘微斜刺0.5～1寸。药量1～2ml。本穴皮肉浅薄，宜采用提捏进针法，以免刺到桡骨引起疼痛。

(6) 鱼际

【归经】手太阴肺经。

【定位】在手外侧，第1掌骨桡侧中点赤白肉际处（图2-24）。

【主治】咳嗽、吐血、咽喉肿痛、发热、失音、支气管炎、支气管哮喘、扁桃体炎、乳腺炎等。

【穴区重要解剖】穴区下为拇短展肌、拇对掌肌、拇短屈肌，浅层有正中神经皮支和前臂外侧皮神经，深层有正中神经肌支、尺神经肌支和拇主要动脉与静脉回流支通过。

【操作】直刺0.5～0.7寸。药量1～2ml。

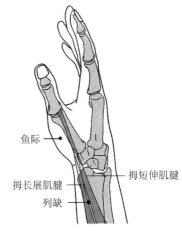

图2-24 列缺、鱼际穴

(7) 合谷

【归经】手阳明大肠经。

【定位】在手背，第2掌骨桡侧的中点处（简便取穴法：以一手的拇指指间关节横纹，放在另一手拇、食指之间的指蹼缘上，当拇指尖下是穴）（图2-25）。

【主治】牙痛、臂腕痛、头痛、目赤肿痛、咽痛、痛经、鼻衄、牙关紧闭、口眼歪斜、耳聋、痄腮、热病多汗及无汗、腹痛、便秘、经闭、滞产、流行性感冒、颜面神经痉挛及麻痹、扁桃体炎、三叉神经痛等。

【穴区重要解剖】穴区下为第1骨间背侧肌、拇收肌，分布有桡神经浅支、尺神经深支和手背静脉网、掌背动脉及食指桡侧动脉。

【操作】直刺0.5～1寸。药量1～2ml。

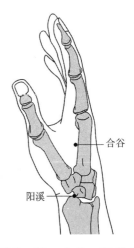

图2-25 合谷、阳溪穴

（8）阳溪

【归经】手阳明大肠经。

【定位】在腕区，腕背侧远端横纹桡侧，桡骨茎突远端，解剖学"鼻烟窝"凹陷中（图2－25）。

【主治】头痛、目赤肿痛、牙痛、咽喉肿痛、耳聋、耳鸣、手腕痛、小儿消化不良、结膜炎、扁桃体炎、面神经麻痹、腕关节炎等。

【穴区重要解剖】穴区下为伸肌支持带（拇长伸肌腱与拇短伸肌腱之间），分布有桡神经浅支和头静脉，深层有骨间后神经和动脉。

【操作】直刺0.3～0.6寸。药量1～2ml。

（9）手三里

【归经】手阳明大肠经。

【定位】在前臂，肘横纹下2寸，阳溪穴与曲池穴连线上（图2－26）。

【主治】手臂痛、偏瘫、手臂麻木、牙痛颊肿、喉痛、鼻塞、耳鸣、腹痛、腹泻、肩关节周围炎、肘关节炎、腮腺炎、淋巴结炎、乳腺炎、肠炎等。

【穴区重要解剖】穴区下为桡侧腕长伸肌、桡侧腕短伸肌、旋后肌，分布有前臂外侧皮神经，深层有桡神经深支、桡神经肌支和桡返动脉。

【操作】直刺0.5～0.8寸。药量2～3ml。

（10）曲池

【归经】手阳明大肠经。

【定位】在肘区，屈肘成直角，在肘横纹外侧端与肱骨外上髁连线的中点处（图2－26）。

【主治】目赤痛，牙痛，咽喉肿痛，瘰疬，痢疾，丹毒，上肢不遂，手臂肿痛，腹痛吐泻，流行性感冒，喉炎，扁桃体炎，结膜炎，荨麻疹，肩、肘关节炎，高血压等。

【穴区重要解剖】穴区下为桡侧腕长伸肌、桡侧腕短伸肌、肱桡肌、肘肌，分布有前臂后侧皮神经，深层有桡神经干通过，并有桡神经肌支、肌皮神经肌支、桡侧副动脉和桡返动脉分布。

【操作】直刺0.5～1.5寸。药量2～3ml。

（11）肘髎

【归经】手阳明大肠经。

【定位】在肘区，肱骨外上髁上缘，髁上嵴的前缘（图2－26）。

【主治】目赤痛，牙痛，咽喉肿痛，瘾疹，瘰疬，痢疾，上肢不遂，手臂肿痛，腹痛吐泻，流行性感冒，喉炎，扁桃体炎，结膜炎，荨麻疹，肩、肘关节炎，高血压等。

【穴区重要解剖】在肱骨外上髁上缘肱桡肌起始部、肱三头肌外缘，有桡侧副动脉，布有前臂背侧皮神经及桡神经。

【操作】直刺0.5～1.5寸。药量2～3ml。

（12）手五里

【归经】手阳明大肠经。

【定位】在臂部，肘横纹上3寸，曲池与肩髃连线上（图2-26）。

【主治】荨麻疹，肩、肘关节炎，肩、肘关节痛等。

【穴区重要解剖】在肱骨桡侧，为肱桡肌起点，外侧为肱三头肌前缘，稍深为桡侧副动脉，布有前臂背侧皮神经，深层内侧为桡神经。

【操作】直刺0.5~1.5寸。药量2~3ml。

（13）天泉

【归经】手厥阴心包经。

【定位】在臂前区，腋前纹头下2寸，肱二头肌的长、短头之间（图2-26）。

【主治】胸胁痛、咳逆、恶风寒、肩臂痛、心绞痛等。

【穴区重要解剖】穴区下为肱二头肌、喙肱肌，分布有臂内侧皮神经，深层有肌皮神经肌支和肱动脉分支。

【操作】向胸外侧斜刺0.5~0.8寸。药量2~3ml。

（14）臂臑

【归经】手阳明大肠经。

【定位】在臂部，曲池上7寸，三角肌前缘处（图2-26）。

【主治】荨麻疹，肩、肘关节炎，肩、肘关节痛等。

【穴区重要解剖】在肱骨桡侧，三角肌下端，肱三头肌外侧头的前缘，有旋肱后动脉的分支及肱深动脉，布有前臂背侧皮神经，深层有桡神经本干。

【操作】直刺0.5~1.5寸。药量2~4ml。

（15）神门

【归经】手少阴心经。

【定位】在腕前区，腕掌侧远端横纹尺侧端，尺侧腕屈肌腱的桡侧缘（图2-27）。

【主治】失眠，心烦，心慌，多梦，健忘，胸痛，目黄，无脉症，舌肌麻痹，心肌内、外膜炎等。

【穴区重要解剖】穴区下为尺侧腕屈肌腱桡侧缘，分布有前臂内侧皮神经，深层有尺神经、尺动脉本干经过。

【操作】微向上斜刺0.3~0.5寸。药量0.5~2ml。

（16）后溪

【归经】手太阳小肠经。

【定位】手内侧，第5掌指关节尺侧近端赤白肉际凹陷中（图2-27）。

【主治】头项强痛、目赤、耳聋、咽喉肿痛、落枕、手指麻木、腰部扭伤、热病、疟疾、急性腰扭伤等。

【穴区重要解剖】穴区下为小指展肌、小指短屈肌，分布有尺神经手背支和掌背动脉，深层有尺神经深支和小指尺掌侧动脉分支。

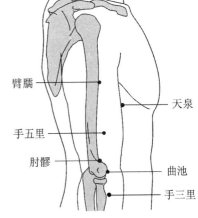

图2-26 手三里、曲池、肘髎、手五里、臂臑、天泉穴

【操作】直刺 0.5～1 寸。药量 1～2ml。

(17) 间使

【归经】手厥阴心包经。

【定位】在前臂前区，腕掌侧远端横纹上 3 寸，掌长肌腱与桡侧腕屈肌腱之间（图 2－27）。

【主治】心悸、心痛、烦躁、胃痛、呕吐、疟疾、热病、腋肿、肘挛、心肌炎、心绞痛、心律失常、肝炎、胃炎、扁桃体炎等。

【穴区重要解剖】穴区下为指浅屈肌、指深屈肌、旋前方肌，穴区内血管、神经同郄门穴。

【操作】直刺 0.5～1.5 寸。药量 1～2ml。

(18) 内关

【归经】手厥阴心包经。

【定位】在前臂前区，腕掌侧远端横纹上 2 寸，掌长肌腱与桡侧腕屈肌腱之间（图 2－27）。

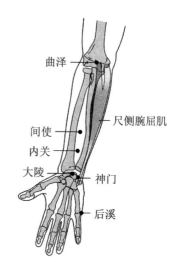

图 2－27　神门、后溪、大陵、内关、间使、曲泽穴

【主治】呕吐、呃逆、胃脘痛、胸胁痛、心悸、热病、肘臂挛痛、膈肌痉挛、心肌炎、心律不齐、心绞痛等。

【穴区重要解剖】穴区下为掌长肌腱与桡侧腕屈肌腱之间、旋前方肌，分布有前臂内侧皮神经、前臂外侧皮神经和前臂正中静脉，深层有正中神经干和正中动脉经过，并有骨间前神经和骨间前动脉分布。

【操作】直刺 0.5～1.5 寸，或斜刺 1～2 寸。药量 1～2ml。

(19) 大陵

【归经】手厥阴心包经。

【定位】在腕前区，腕掌侧远端横纹中，掌长肌腱与桡侧腕屈肌腱之间（图 2－27）。

【主治】胸胁痛、心悸、胃脘痛、呕吐、心烦痛、腕关节痛、休克、心内膜炎、中暑等。

【穴区重要解剖】穴区下为腕横韧带，分布有腕掌侧浅静脉网和正中神经掌皮支，深层有正中神经和腕掌侧动脉。

【操作】直刺或向掌侧直刺 0.3～0.5 寸。药量 0.5～2ml。

(20) 曲泽

【归经】手厥阴心包经。

【定位】在肘前区，肘横纹上，肱二头肌腱的尺侧缘凹陷中（图 2－27）。

【主治】目赤痛，牙痛，咽喉肿痛，上肢不遂，手臂肿痛，流行性感冒，喉炎，扁桃体炎，结膜炎，荨麻疹，肩、肘关节炎，高血压等。

【穴区重要解剖】在肱二头肌腱的尺侧，当肱动、静脉处，布有正中神经的主干。

【操作】直刺 0.5～1 寸，药量 1～2ml。穴区下有肱动、静脉及正中神经干通过，注意避让，以免刺伤。

（21）中渚

【归经】手少阳三焦经。

【定位】在手背，第4、5掌骨间，第4掌指关节近端凹陷中（图2-28）。

【主治】耳鸣、耳聋、头痛、咽喉肿痛、手指不能屈伸、肘臂痛、扁桃体炎、角膜炎等。

【穴区重要解剖】穴区下为骨间背侧肌，分布有手背静脉网和尺神经皮支，深层有尺神经肌支和掌背动脉。

【操作】针尖稍向上斜刺0.5~1.5寸。药量1~2ml。

（22）外关

【归经】手少阳三焦经。

【定位】腕背横纹上2寸，尺骨与桡骨正中间（图2-29）。

【主治】前头痛、感冒、高热、耳聋、耳鸣、目赤肿痛、胁肋痛、肘臂痛不能屈伸、手指不能握物、偏瘫、肺炎、角膜炎等。

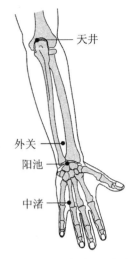

图2-28　中渚、外关、天井、阳池穴

【穴区重要解剖】穴区下为小指伸肌、示指伸肌，分布有前臂背侧皮神经，深层有骨间后神经和骨间动脉。

【操作】直刺1~1.5寸或斜刺1~2寸。药量2~3ml。

（23）天井

【归经】手少阳三焦经。

【定位】在肘后区，肘尖上1寸凹陷中（图2-28）。

【主治】前头痛、感冒、高热、耳聋、耳鸣、目赤肿痛、瘰疬、胁肋痛、肘臂痛不能屈伸、手指不能握物、偏瘫、肺炎、角膜炎等。

【穴区重要解剖】在肱骨下端后面鹰嘴窝中，有肱三头肌腱，有肘关节动、静脉网；布有前臂背侧皮神经和桡神经肌支。

【操作】直刺0.5~1寸或斜刺1~1.5寸。药量2~3ml。

（24）阳池

【归经】手少阳三焦经。

【定位】在腕后区，腕背侧远端横纹上，指伸肌腱的尺侧缘凹陷中（图2-28）。

【主治】前头痛、感冒、高热、耳聋、耳鸣、目赤肿痛、瘰疬、胁肋痛、肘臂痛不能屈伸、手指不能握物、偏瘫、肺炎、角膜炎等。

【穴区重要解剖】穴区下有皮下手背静脉网、第4掌背动脉，布有尺神经手背支及前臂背侧皮神经末支。

【操作】斜刺1~1.5寸。药量2~3ml。

5. 下肢

（1）足三里

【归经】足阳明胃经。

【定位】在小腿外侧，犊鼻穴下3寸，犊鼻穴与解溪穴连线上（图2-29）。

【主治】胃痛、腹痛、呕吐、泄泻、便秘、腹胀、乳痈、肠痈、下肢痹痛、水肿、脚气、虚劳羸瘦、肠炎、急性胰腺炎、胆囊炎、胃下垂等。

【穴区重要解剖】穴区下为胫骨前肌、趾长伸肌、小腿骨间膜、胫骨后肌，分布有腓肠外侧皮神经，深层有胫深神经肌支和胫前动脉，小腿骨间膜深面有胫神经和胫后动脉经过。

【操作】直刺1~2寸。药量2~5ml。

（2）上巨虚

【归经】足阳明胃经。

【定位】在小腿外侧，犊鼻穴下6寸，犊鼻穴与解溪穴连线上（图2-29）。

【主治】胃痛、腹痛、呕吐、泄泻、便秘、腹胀、乳痈、肠痈、下肢痹痛、水肿、脚气、虚劳羸瘦、肠炎、急性胰腺炎、胆囊炎、胃下垂等。

【穴区重要解剖】在胫骨前肌中，有胫前动、静脉，布有腓肠外侧皮神经及隐神经的皮支，深层为腓深神经。

【操作】直刺1~2寸。药量2~5ml。

（3）条口

【归经】足阳明胃经。

【定位】在小腿外侧，犊鼻穴下8寸，犊鼻穴与解溪穴连线上（图2-29）。

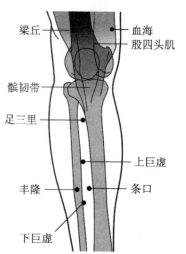

图2-29　足三里、上巨虚、条口、下巨虚、丰隆、梁丘、血海穴

【主治】腹痛、泄泻、痢疾、偏瘫、小腿痛、下肢痿痹、肩关节周围炎等。

【穴区重要解剖】穴区下为胫骨前肌、趾长伸肌、小腿骨间膜、胫骨后肌，分布有腓肠外侧皮神经，深层有胫深神经肌支和胫前动脉，小腿骨间膜深面有胫神经和胫后动脉经过。

【操作】直刺1~2寸。药量2~5ml。

（4）下巨虚

【归经】足阳明胃经。

【定位】在小腿外侧，犊鼻穴下9寸，犊鼻穴与解溪穴连线上（图2-29）。

【主治】胃痛、腹痛、呕吐、泄泻、便秘、腹胀、乳痈、肠痈、下肢痹痛、水肿、脚气、虚劳羸瘦、肠炎、急性胰腺炎、胆囊炎、胃下垂等。

【穴区重要解剖】在胫骨前肌与趾长伸肌之间，深层为胫长伸肌，有胫前动、静脉，布有腓浅神经分支，深层为腓深神经。

【操作】直刺1~2寸。药量2~5ml。

（5）丰隆

【归经】足阳明胃经。

【定位】在小腿外侧，外踝尖上8寸，胫骨前肌的外缘（图2-29）。

【主治】痰多、咳嗽、头痛、眩晕、呕吐、梅核气、下肢痿痹、慢性支气管炎、高血压、甲亢、坐骨神经痛等。

【穴区重要解剖】穴区下为趾长伸肌、小腿骨间膜、胫骨后肌，分布有腓肠外侧皮神经，深层有腓深神经和胫前动脉，小腿骨间膜深面有胫神经和腓动脉分布。

【操作】直刺1~2寸。药量2~5ml。

（6）梁丘

【归经】足阳明胃经。

【定位】在股前区，髌底上2寸，股外侧肌与股直肌肌腱之间（图2-29）。

【主治】下肢酸痛、腿部疼挛、腹痛、腹胀、腹泻、痢疾、胃肠炎等。

【穴区重要解剖】在股直肌和股外侧肌之间，有旋股外侧动脉降支，布有股前皮神经、股外侧皮神经。

【操作】直刺1~2寸。药量2~5ml。

（7）血海

【归经】足太阴脾经。

【定位】在股前区，髌底内侧端上2寸，股内侧肌隆起处（图2-29）。

【主治】月经不调、痛经、经闭、崩漏、皮肤瘙痒、丹毒、膝关节痛等。

【穴区重要解剖】穴区下为股内侧肌，分布有股神经前皮支和大隐静脉属支，深层有股神经肌支和膝上内侧动脉。

【操作】直刺1~2寸。药量2~5ml。

（8）三阴交

【归经】足太阴脾经。

【定位】在小腿内侧，内踝尖上3寸，胫骨内侧缘后际（图2-30）。

【主治】腹痛肠鸣、泄泻、小便不利、遗尿、遗精、阳痿、月经不调、经闭、带下、不孕、子宫脱垂、肠炎、消化不良、神经衰弱、高血压及下肢内侧病症等。

【穴区重要解剖】穴区下为趾长屈肌、胫骨后肌、踇长屈肌，分布有隐神经和大隐静脉，深层有胫神经和胫后动脉的分支。

【操作】直刺1~2寸。药量2~4ml。

（9）阴陵泉

【归经】足太阴脾经。

【定位】在小腿内侧，胫骨内侧髁下缘与胫骨内缘之间的凹陷中（图2-30）。

【主治】腹胀、腹水、下肢水肿、尿闭、尿失禁、遗精、阳痿、膝部肿痛、脚气、痢

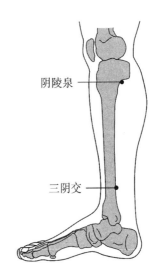

图2-30 三阴交、阴陵泉穴

阴陵泉

三阴交

疾、肾炎、子宫脱垂等。

【穴区重要解剖】穴区下为半腱肌腱、腓肠肌内侧头，分布有隐神经和大隐静脉，深层有胫神经肌支和膝下内动脉，再深层有胫神经本干和腘动脉本干经过。

【操作】直刺1～1.5寸。药量2～4ml。

（10）承扶

【归经】足太阳膀胱经。

【定位】在股后区，臀沟的中点（图2－31）。

【主治】腰、骶、臀、股部疼痛，痔，便秘，小便不利，下肢瘫痪，坐骨神经痛，重症肌无力，进行性营养不良等。

【穴区重要解剖】穴区下为臀大肌、半腱肌与股二头肌之间，分布有股后皮神经分支，深层有臀下神经、臀下动脉分支，并有坐骨神经和股后皮神经本干经过。

【操作】直刺1～2寸。药量3～5ml。

（11）委阳

【归经】足太阳膀胱经。

【定位】在膝部，腘横纹上，股二头肌腱的内侧缘（图2－31）。

【主治】腹满、小便不利、腰背痛、膝或腘窝部痉挛或疼痛、膀胱炎、肾炎、急性胃肠炎、坐骨神经痛等。

【穴区重要解剖】穴区下为腓肠肌外侧头，分布有股后皮神经，深层有胫神经分支和膝上外动脉分支，并有腓总神经本干经过。

【操作】直刺1～1.5寸。药量3～5ml。注射时，应避开腓总神经，以免损伤。

（12）委中

【归经】足太阳膀胱经。

【定位】在膝后区，腘横纹中点（图2－31）。

【主治】腰背痛、腿痛、急性腹痛、中暑、吐泻、小便不利、遗尿、坐骨神经痛、腓肠肌痉挛、小儿麻痹症等。

【穴区重要解剖】穴区下为腓肠肌内外侧头之间、腘窝内脂肪组织，分布有股后皮神经，深层有腓肠肌内侧皮神经起始端、胫神经干和腘动脉、腘静脉经过。

【操作】直刺0.8～1.5寸。药量3～5ml。注射时，应避开深部神经干和血管，以免刺伤。

（13）承山

【归经】足太阳膀胱经。

【定位】在小腿后区，腓肠肌两肌腹与肌腱交接处（图2－32）。

【主治】脚前痛、腰腿痛或拘急、痔、脱肛、便秘、扁桃体炎、坐骨神经痛、腓肠肌痉挛等。

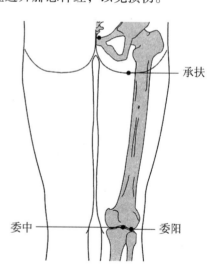

图2－31　承扶、委阳、委中穴

【穴区重要解剖】穴区下为腓肠肌、比目鱼肌，分布有腓肠内侧皮神经，深层有胫神经、胫后动脉分支，并有腓肠内侧神经本干、小隐静脉、胫神经和胫后动脉本干经过。

【操作】直刺或微向上斜刺 1～1.2 寸。药量 3～5ml。注射时，应避开深部神经干和血管，以免刺伤。

（14）昆仑

【归经】足太阳膀胱经。

【定位】在踝区，外踝尖与跟腱之间的凹陷中（图 2 - 32）。

【主治】后头痛、眩晕、项背痛、鼻衄、腰痛、下肢瘫痪、足跟肿痛、腓肠肌痉挛、坐骨神经痛、踝关节痛、高血压、内耳性眩晕、心绞痛、甲状腺肿大等。

【穴区重要解剖】穴区下为腓骨短肌腱与跟腱之间，分布有腓肠神经分支和小隐静脉属支及腓肠神经与小隐静脉本干，深层有外踝后动脉分支。

【操作】针尖向内踝前方直刺 0.5～1 寸。药量 2～3ml。

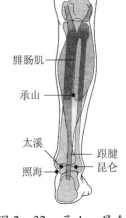

图 2 - 32 承山、昆仑、太溪、照海穴

（15）太溪

【归经】足少阴肾经。

【定位】在踝区，内踝尖与跟腱之间的凹陷中（图 2 - 32）。

【主治】月经不调、遗尿、阳痿、遗精、牙疼、耳聋、耳鸣、脱发、腰痛、咳喘、下肢瘫痪、足跟痛、足底痛、肾炎、膀胱炎、习惯性流产、踝关节炎等。

【穴区重要解剖】穴区下为𧿹长屈肌，分布有隐神经分支和大隐静脉属支分支，深层有胫神经、胫后动脉本干经过，并有它们的分支分布。

【操作】向外踝方向直刺 1～1.5 寸。药量 2～3ml。注射时，注意避让深部的神经和血管，以免损伤。

（16）照海

【归经】足少阴肾经。

【定位】内踝高点正下方凹陷中（图 2 - 32）。

【主治】月经不调、遗尿、阳痿、遗精、牙疼、耳聋、耳鸣、脱发、腰痛、咳喘、下肢瘫痪、足跟痛、足底痛、肾炎、膀胱炎、踝关节炎等。

【穴区重要解剖】在足大趾外展肌的止点处，后方有胫后动、静脉；布有小腿内侧皮神经，深部为胫神经本干。

【操作】直刺 0.5～1 寸。药量 1～2ml。

（17）环跳

【归经】足少阳胆经。

【定位】在臀区，股骨大转子最凸点与骶管裂孔连线的外 1/3 与内 2/3 交点处（图 2 - 33）。

【主治】腰髋痛、偏瘫、脚气、水肿、坐骨神经痛、髋关节及周围软组织疾患、多发性神经炎等。

【穴区重要解剖】穴区下为臀大肌，分布有臀下皮神经、髂腹下神经、臀上皮神经和股外侧皮神经，深层有坐骨神经干经过，并有臀下神经和臀下动脉分布。

【操作】直刺或微向前刺 2~3 寸。药量 4~5ml。注射时，注意不要将药物直接注射到坐骨神经干，以免损伤。

（18）居髎

【归经】足少阳胆经。

【定位】在臀区，髂前上棘与股骨大转子最凸点连线的中点处（图 2-33）。

【主治】腰髋痛、偏瘫、坐骨神经痛、髋关节及周围软组织疾患、多发性神经炎等。

【穴区重要解剖】浅层为阔筋膜张肌，深部为股外侧肌，有旋髂浅动、静脉分支及旋股外侧动、静脉升支，布有股外侧皮神经。

【操作】直刺或微向前刺 2~3 寸。药量 4~5ml。

（19）风市

【归经】足少阳胆经。

【定位】在股部，直立垂手，掌心贴于大腿时，中指尖所指凹陷中，髂胫束后缘（图 2-33）。

【主治】下肢偏瘫、痿痹、麻木，遍身瘙痒，脚气，腰肌劳损，坐骨神经痛等。

【穴区重要解剖】穴区下为髂胫束、股外侧肌、股中间肌，分布有股外侧皮神经，深层有股神经肌支和旋股外侧动脉降支。

【操作】直刺 1~2 寸。药量 3~5ml。

（20）阳陵泉

【归经】足少阳胆经。

【定位】在小腿外侧，腓骨小头前下方凹陷中（图 2-33）。

【主治】下肢瘫痪、麻木，腰腿痛，黄疸，胁肋痛，膝关节炎，坐骨神经痛，肩关节周围炎，肋间神经痛，肝炎，胆囊炎，高血压等。

【穴区重要解剖】穴区下为腓骨长肌、趾长伸肌，分布有腓肠外侧皮神经，深层有腓浅神经、腓深神经和胫前动脉、膝下外侧动脉。

【操作】直刺 1~2 寸。药量 2~4ml。

（21）悬钟

【归经】足少阳胆经。

【定位】在小腿外侧，外踝尖上 3 寸，腓骨前缘（图 2-34）。

【主治】偏瘫，下肢痛，偏头痛，脚气，落枕，瘰疬，胸腹胀痛，膝、踝关节炎，胸膜炎，肋间神经痛，气管炎等。

【穴区重要解剖】穴区下为趾长伸肌，分布有腓肠外侧皮神经，深层有腓深神经和腓动脉穿支，再深层有小腿骨间膜及腓动脉、腓静脉经过。

【操作】直刺 1~1.3 寸。药量 2~4ml。

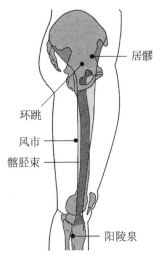

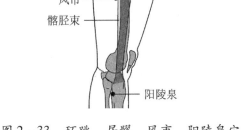

图 2 - 33　环跳、居髎、风市、阳陵泉穴　　　　图 2 - 34　悬钟穴

（22）解溪

【归经】足阳明胃经。

【定位】在踝区，踝关节前面中央凹陷中，在踇长伸肌与趾长伸肌腱之间，相当于内外踝连线的中点（图 2 - 35）。

【主治】下肢酸痛、腿部痉挛、腹痛、腹胀、腹泻、痢疾、胃肠炎等。

【穴区重要解剖】在踇长伸肌与趾长伸肌腱之间，有胫前动、静脉，浅部有腓浅神经，深层为腓深神经。

【操作】直刺 1～2 寸。药量 1～2ml。

（23）丘墟

【归经】足少阳胆经。

【定位】外踝前下方，趾长伸肌腱的外侧凹陷中（图 2 - 35）。

【主治】偏头痛、胁肋痛、疟疾、颈项痛、下肢痿痹、外踝肿痛、中风偏瘫、胆道疾患、心绞痛等。

【穴区重要解剖】穴区下为小腿十字韧带、趾短伸肌，分布有足背外侧皮神经、腓浅神经皮支，深层有腓深神经肌支和外踝前动脉。

【操作】向内踝下缘方向直刺 1～1.5 寸。药量 2～3ml。

（24）太冲

【归经】足厥阴肝经。

【定位】在足背，第 1、2 跖骨间，跖骨底结合部前方凹陷中，或触及动脉搏动处（图 2 - 35）。

【主治】头痛、眩晕、昏迷、胸胁胀痛、月经不调、癃闭、脚软无力、高血压、肝炎、颜面神经疾病等。

【穴区重要解剖】穴区下为第 1 跖骨间背侧肌、踇收肌斜头，分布有趾背神经和足背静脉网，深层有足底外侧神经和第 1 跖背动脉。

【操作】直刺 0.8～1 寸。药量 2～3ml。

（25）行间

【归经】足厥阴肝经。

【定位】在足背，第1、2趾间，趾蹼缘后方赤白肉际处（图2-35）。

【主治】胸胁胀痛、头痛、眩晕、月经不调、崩漏、肠疝痛、遗精、癃闭、睾丸炎、面神经痛等。

【穴区重要解剖】穴区内有趾背神经和趾背动脉分布。

【操作】直刺1~2寸。药量1~2ml。

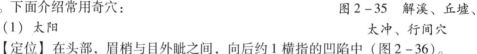

图2-35　解溪、丘墟、太冲、行间穴

（二）奇穴

奇穴是指既有一定的名称，又有明确的位置，但尚未归入或不便归入十四经脉系统的腧穴，又称"经外奇穴"。下面介绍常用奇穴：

（1）太阳

【定位】在头部，眉梢与目外眦之间，向后约1横指的凹陷中（图2-36）。

【主治】偏正头痛、目赤肿痛、目眩、目涩、头晕、上牙痛、口眼歪斜、三叉神经痛等。

【穴区重要解剖】在颞筋膜及颞肌中，局部有颞浅动、静脉，分布有三叉神经第2、3分支及面神经颞支。

【操作】直刺0.3~0.5寸。药量0.5~1ml。

（2）鱼腰

【定位】在头部，瞳孔直上，眉毛中（图2-36）。

【主治】眼肌麻痹、目赤肿痛、面神经麻痹、眶上神经痛、近视、结膜炎等。

【穴区重要解剖】在眼轮匝肌中，局部有额动、静脉外侧支，布有眶上神经、面神经分支。

【操作】沿皮与额平面呈30°角刺入0.3~0.5寸。药量0.5~1ml。

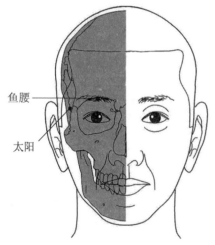

图2-36　太阳、鱼腰穴

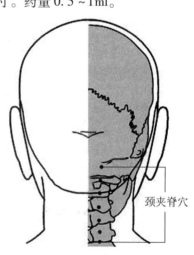

图2-37　颈夹脊穴

（3）颈夹脊

【定位】位于项部正中线两侧，第1~7颈椎棘突下缘旁开0.5寸处，一侧7穴，两侧共14穴（图2-37）。

【主治】颈项强痛。

【操作】直刺0.3~0.5寸。药量1~2ml。

（4）夹脊

【定位】在脊柱区，第1胸椎~第5腰椎棘突下两侧，后正中线旁开0.5寸，一侧17穴，左右共34穴（图2-38）。

【主治】适应证广泛，主治督脉病及脏腑病。

【穴区重要解剖】在背肌浅层及背肌深层（竖脊肌）中，穴区浅层有胸或腰神经后支的皮支分布；深层有胸或腰神经后支和肋间后动脉、腰动脉分布。

【操作】直刺0.3~0.5寸或向脊柱方向斜刺0.5~0.8寸。药量1~3ml。

（5）定喘

【定位】在脊柱区，横平第7颈椎棘突下，后正中线旁开0.5寸（图2-38）。

【主治】咳嗽、哮喘、支气管炎、支气管哮喘、上肢病症等。

【穴区重要解剖】在斜方肌、菱形肌、上后锯肌、头夹肌、头半棘肌中，穴区浅层有颈神经后支的皮支分布，深层有颈神经后支的肌支、副神经和颈横动脉、颈深动脉分布。

【操作】直刺0.3~0.5寸或向脊柱方向斜刺0.5~1寸。药量1~2ml。

（6）腰眼

【定位】在腰区，横平第4腰椎棘突下，后正中线旁开约3.5寸凹陷中（图2-38）。

【主治】腰背痛、坐骨神经痛等。

【穴区重要解剖】在背阔肌、腰方肌中，穴区浅层有第3腰神经后支的皮支分布；深层有第4腰神经后支的肌支和腰动脉分布。

【操作】直刺1~1.5寸。药量2~3ml。

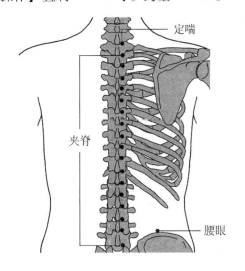

图2-38 夹脊、定喘、腰眼穴

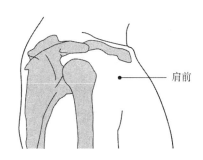

图2-39 肩前穴

（7）肩前

【定位】在肩部，正坐垂臂，当腋前皱襞顶端与肩髃穴连线的中点（图2－39）。

【主治】肩痛、肩不能抬举等。

【穴区重要解剖】在三角肌中，穴区浅层有锁骨上神经外侧支分布，深层有腋神经、肌皮神经和胸肩峰动脉分布。

【操作】直刺0.5～1寸。药量1～2ml。

（8）落枕

【定位】手背第2、3掌骨间，指掌关节后约0.5寸（图2－40）。

【主治】落枕、肩臂痛、胃痛、手背部病症等。

【穴区重要解剖】穴区下为骨间背侧肌，分布有手背动脉、手背静脉网及尺神经手背支。

【操作】直刺或斜刺0.5～1寸。药量1～2ml。

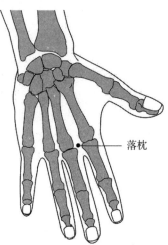

落枕

图2－40　落枕穴

（9）膝眼

【定位】屈膝，在髌韧带两侧凹陷处。在内侧的称内膝眼，在外侧的称犊鼻（图2－41）。

【主治】鹤膝风，中风，腿疼，腿膝红肿、不得屈伸，脚气等。

【穴区重要解剖】浅层有隐神经分支和股神经前皮支分布，深层有股神经关节支和膝关节动脉网分布。

【操作】直刺0.5～1.5寸。药量2～4ml。

（10）阑尾

【定位】在小腿外侧，髌韧带外侧凹陷下5寸，胫骨前嵴外1横指（图2－41）。

【主治】下肢麻痹或瘫痪、足下垂、急慢性阑尾炎、急慢性肠炎等。

【穴区重要解剖】局部有胫骨前肌、趾长伸肌，有胫前动脉，分布有腓肠外侧皮神经、腓深神经。

【操作】直刺1.5～2寸。药量2～4ml。

（11）胆囊

【定位】在小腿外侧，腓骨小头直下2寸（图2－41）。

【主治】急性胆囊炎、胆结石、胆道蛔虫症、胆绞痛、慢性胆囊炎急性发作等。

【穴区重要解剖】在腓骨长肌与趾长伸肌间，有胫前动、静脉，分布有腓肠外侧皮神经分支，深部有腓深神经。

【操作】直刺1～1.5寸。药量2～4ml。

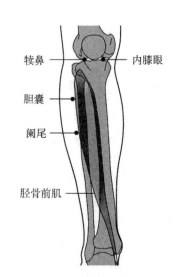

犊鼻　　　内膝眼

胆囊

阑尾

胫骨前肌

图2－41　内膝眼、犊鼻、
胆囊、阑尾穴

（三）阿是穴

阿是穴是指既无固定名称，也无固定位置，而是以压痛点或病变局部或其他阳性反应点等作为施术部位的一种腧穴，又名"天应穴"、"不定穴"、"压痛点"等。

相传在古时候，有中医为患者治病，但一直不得其法，有一次无意中按到患者某处，患者的疼痛得到舒缓。医者于是在该处周围摸索，患者呼喊："啊……是这里了，是这里了。"医者加以针灸，果然使病情好转。于是把这一个特别的穴位命名为"阿是穴"。阿是穴也就这样流传于世。阿是穴首见于唐代孙思邈的《千金要方》："有阿是之法，言人有病痛，即令捏其上，若里当其处，不问孔穴，即得便成痛处，即云阿是。灸刺借验，故云阿是穴也。"

穴位注射中，对于许多痛证的治疗，尤其是颈、肩、腰、腿痛等软组织损伤疾病，多采用痛点（阿是穴）注射，能取得较好的治疗效果。

三、腧穴的主治特点和规律

每一个腧穴均有其主治特点，但总体上分析，腧穴的治疗作用具有一些共同的特点和一定的规律性。

1. 腧穴的主治特点

（1）近治作用 近治作用是指所有穴位（经穴、奇穴、阿是穴）都具有治疗其所在部位局部及邻近组织、器官病症的作用，即"腧穴所在，主治所及"。例如肩井、肩髎、肩髃、肩贞等穴都位于肩关节周围，这些穴即可治疗肩臂痛等肩周疾病；再如肾俞、大肠俞、腰阳关等穴位于腰骶部，它们即可治疗腰骶部的病症，如腰肌劳损、腰椎间盘突出症等。阿是穴均可治疗所在部位局部的病痛。

（2）远治作用 远治作用是指腧穴（主要指经穴）具有治疗其远隔部位的脏腑、组织器官病症的作用，即"经脉所过，主治所及"。如委中（在腘窝处）不仅能治疗腘窝部位的病症，还可治疗腰背部的病症。因委中属足太阳膀胱经，膀胱经的循行部位经过腰背部，因此委中穴可治疗其远隔部位（腰背部）的组织、器官病症，临床上腰痛患者经常可采用委中穴位注射或放血治疗。如合谷（在手背部）不仅能治疗手部的局部病症，还能治疗本经所过处的颈部和头面部的病症。

（3）特殊作用 特殊作用是指某些腧穴具有双向的良性调整作用和相对的特殊治疗作用。如天枢既可以止泻治腹泻，又可以通便治便秘；内关既可以抑制心动过速，又可以治疗心动过缓，此为双向的良性调整作用。又如大椎退热、至阴矫正胎位等，此为相对的特殊治疗作用。

2. 腧穴的主治规律

（1）分经主治规律 分经主治是指某一经脉所属的经穴均可治疗该经循行部位及其相应脏腑的病症。如手太阴肺经上的尺泽、孔最、列缺、鱼际，既可分别治疗循行部位的局部病症，同时又都可以治疗咳嗽、气喘等肺系的病症。足太阳膀胱经是"主筋所生病者"，故本经的肾俞、大肠俞、承扶、委中、承山、昆仑等穴擅长治疗筋病，尤其是对腰突导致的腰腿痛效果理想，穴位注射时常选用这些穴位。

（2）分部主治规律 分部主治是指处于身体某一部位的腧穴均可治疗该部位及某类病症，即腧穴的分部主治与穴位的位置特点相关，这与近治作用相似。如膝关节周围的穴位，以治疗膝关节病症为主，临床上膝关节骨性关节炎穴位注射时就基本遵循此规律，常用注射穴位有鹤顶、内膝眼、犊鼻、血海、梁丘、阳陵泉、阴陵泉、阿是穴等。

了解经脉的主治特点和规律，对于穴位注射时的选穴、配穴具有指导意义。在临床中，常采用近部与远部、分经与分部选穴相结合的综合施治。

第三节　中药药性概论

穴位注射时，除了有针刺对穴位的刺激作用，还有药物的作用。药物一方面本身即具有治疗作用，另一方面将药物直接注射到穴位，能对穴位形成更加强烈而持久的刺激，能充分激发穴位调动自身潜在的调节能力。药物选择的正确与否，直接关系到疾病的预后与转归。故行穴位注射疗法时应合理选择药物，在对疾病正确诊断的前提下，应对药物的功效和药性有充分的认识。穴位注射应用的药物有西药注射剂，也有许多中药注射剂，本节将针对中药注射剂着重介绍中药的药性理论。

中药药性理论是中药学的最基本理论之一，是中医处方用药的主要依据。药性是前人在长期实践中对众多药物的各种性质及其医疗作用不断深化认识的基础上，进而加以概括和总结出来的，是整个中医学理论体系中一个重要组成部分。对药物的药性熟识，临床中才能针对病症选择合适的药物。药性主要包括药物的性味（四气五味）、升降浮沉、归经，以下将分别进行介绍。

1. 性味（四气五味） 中药都具有一定的性和味，也称为四气五味。性与味是药物性能的一个方面。自古以来，各种中药书籍在论述每一味药物时首先标明其性味，这对于认识各种药物的共性和个性及临床用药都有指导意义。药性是根据实际疗效反复验证然后归纳出来的，是从性质上对药物医疗作用的高度概括。

（1）四气 指寒、热、温、凉四种药性，古时称四气。其中温热与寒凉属于两类不同的性质。而温与热、寒与凉则分别具有共性：温次于热，凉次于寒，只是共同性质中有程度上的差异。对于有些药物，通常还标以大热、大寒、微温、微寒等词予以区别。药物的寒、热、温、凉是从药物作用于机体所发生的反应概括出来的，是与所治疾病的寒、热性质相对而言。能够减轻或消除热证的药物，一般属于寒性或凉性。如黄芩、板蓝根对于发热口渴、咽痛等热证有清热解毒作用，表明这两种药物具有寒性。反之，能够减轻或消除寒证的药物，一般属于温性或热性。如附子、干姜对于腹中冷痛等寒证有温中散寒的作用，表明这两种药物具有热性。在治则方面，《神农本草经》云"疗寒以热药，疗热以寒药"，《素问·至真要大论》云"热者寒之，寒者热之"，即热证用寒凉药、寒证用温热药，这是基本的用药规律。如红茴香，性温，具有祛风除湿散寒、活血止痛的作用，由红茴香制成的红茴香注射液，适用于风寒湿痹证；又如鱼腥草，性微寒，具有清热解毒、消痈排脓的功效，其制成的鱼腥草注射液主要用于痰热咳嗽、肺痈等疾病的治疗。此外，还有一些平性药，是指寒热之性不甚显著、作用比较和缓的药物，如茯苓、甘草等。但平性是相对的属性，而不是绝对性的概念。临床治疗时，尤其应注意药物的寒凉温热属性，若热证仍然使用温热性的药物、寒证应用寒凉药物，不仅起不到治疗作用，甚至会加重病情。

（2）五味 就是辛、甘、酸、苦、咸五种味。有些药物具有淡味或涩味，因此药味实际上不止五种。但是，五味是最基本的滋味，所以仍然称为五味。古人对药味的确定是由口尝而得，从而发现各种药物所具不同滋味与医疗作用之间的若干规律性的联系。味的概念，不仅表示味觉感知的真实滋味，同时也反映药物的实际性能。

不同的药味有不同的作用，味相同的药物，其作用也有相近或共同之处。综合历代用药经验，其作用有如下论述：

辛：有发散、行气、行血作用。一般治疗表证的药物如麻黄、薄荷，或治疗气血阻滞的药物如木香、红花等，都有辛味。中药注射剂中如白芥子注射液，味辛，能理气豁痰、散寒止喘，主治慢性支气管哮喘等。

甘：有补益、和中、缓急等作用。一般用于治疗虚证的滋补强壮药如党参、熟地，或缓和拘急疼痛、调和药性的药物如饴糖、甘草等，皆有甘味。甘味药多质润而善于滋燥。中药注射液中如防风注射液，味甘，能祛风止痛，主治流感、头痛、腰腿痛等。

酸：有收敛、固涩作用。一般具有酸味的药物多用于治疗虚汗、泄泻等。如山茱萸、五味子能涩精敛汗，五倍子有涩肠止泻之功。

涩：与酸味药的作用相似。多用以治疗虚汗、泄泻、尿频、出血等。如龙骨、牡蛎涩精，赤石脂能涩肠止泻。

苦：有泄和燥的作用。泄的含义甚广，有指通泄的，如大黄适用于热结便秘；有指降泄的，如杏仁适用于肺气上逆的喘咳；有指清泄的，如栀子适用于热盛心烦等。燥则用于湿证，湿证有寒湿、湿热的不同。温性的苦味药，如苍术适用于寒湿；寒性的苦味药，如黄连适用于湿热。此外，前人的经验，认为苦还有坚阴（即固守保存阴液之意）的作用，如黄柏、知母用于肾阴亏虚而相火亢盛之证，即具有泻火存阴（坚阴）的意义。

咸：有软坚散结、泻下作用。多用以治疗瘰疬、痰核、痞块及热结便秘等。如海藻软坚散结、芒硝泻下通便等。

淡：有渗湿、利尿作用。多用以治疗水肿、小便不利等，如猪苓、茯苓等利尿药。

由于每一种药物都具有性和味，因此，两者必须综合起来分析。例如两种药物都是寒性，但是味不相同，一是苦寒，一是辛寒，两者的作用就有差异。苦寒如大黄，主泻热通便；辛寒如浮萍，主疏散风热。反过来说，假如两种药物都是甘味，但性不相同，一是甘寒，一是甘温，其作用也不一样。甘寒如芦根，可清热生津；甘温如大枣，可补中益气、缓和药性。所以，不能把性与味孤立起来看。性与味显示了药物的部分性能，也显示出一些药物的共性。只有熟悉每味药物的全部性能及性味相同药物之间同中有异的特性，才能全面而准确地了解和使用药物。在应用中药注射液进行穴位注射时，应首先了解药物的性味，以便合理选用。

2. 升降浮沉 由于各种疾病在病机和证候上常常表现出向上（如呕吐、喘咳）、向下（如泄泻、脱肛），或向外（如汗出）、向内（如表证不解）等病势趋向，因此，能够针对病情改善或消除这些病证的药物，相对来说也就分别具有升降浮沉的作用趋向。这种性能可以纠正机体功能的失调，使之恢复正常。

升和降、浮和沉都是相对的，升是上升，降是下降，浮表示发散，沉表示泄利等作用。一般具有升阳发表、祛风散寒、涌吐、开窍等功效的药物，都能上行向外，药性都是升浮的；而具有泻下、清热、利尿渗湿、重镇安神、潜阳息风、消导积滞、降逆、收敛及止咳平喘等功效的药物，则能下行向内，药性都是沉降的。但仍有些药物，升降浮沉的性能不明显或存在着两向性。如麻黄既能发汗，又可平喘、利水；川芎既可上行头目，又可下行血海，不过此类药物相对较少。

药物升降浮沉的性能与药物本身的性味有着不可分割的关系，能升浮的药物大多具有辛、甘味和温、热性，能沉降的药物大多具有酸、苦、咸、涩味和寒、凉性。所以，李时珍曾经指出："酸咸无升，辛甘无降，寒无浮，热无沉。"此外，药物升降浮沉的性能，还常受到加工炮制的影响。

而在复方中，一种药的作用趋向还可能受到其他药物的制约。如药物炮制，经酒炒则性升，姜汁炒则能散，醋炒则收敛，盐水炒则下行。而在复方配伍中，性质升浮的药物，在同较多的沉降性药物配伍时，其升浮之性可受到一定的制约；反之，性属沉降的药物同较多的升浮性质药物同用，则其沉降之性亦能受到一定程度的制约。可见药物所具的升降浮沉性质，在一定的条件下是可以加以人为控制而转化的。

3. 归经 归经就是指药物对于机体某部分的选择性作用，主要对某经（脏腑及其经络）或某几经能发生明显的作用，而对其他经则作用较小或没有作用。如属寒性的药物，虽然都具有清热作用，但其作用范围亦有区别：或偏于清肺热，如黄芩；或偏于清肝热，如夏枯草，各有所长。再如同一补药，也有补肺、补脾、补肾等不同。因此，将各种药物对机体各部分的治疗作用进一步归纳，使之系统化，便形成了归经理论。

归经是以脏腑、经络理论为基础，以所治具体病证为依据的。经络能沟通人体内外表里，在病变时，体表的疾病可以影响到内脏，内脏的病变也可以反映到体表，因此人体各部发生病变时所出现的证候，可以通过经络而获得系统的认识。如肺经病变，表现为喘、咳等；肝经病变，表现为胁痛、抽搐等；心经病变，表现为神昏、心悸等。我们根据药物的疗效，与病机和脏腑、经络密切结合起来，可以说明某药对某些脏腑、经络的病变起着主要治疗作用。如桔梗、杏仁能治胸闷、喘咳，归肺经；全蝎能治抽搐，归肝经；朱砂能安神，归心经等。这说明归经的理论是具体指出药效的所在，是从疗效观察中总结出来的。

但是，在应用药物的时候，如果只掌握药物的归经，而忽略了四性、五味、升降浮沉等性能，也是不够全面的。因为某一脏腑、经络发生病变，可能有的属寒、有的属热、有的属虚、有的属实。所以，不可只注意归经，而将能归该经的药物不加区别地应用。同归一经的药物，其作用有温、清、补、泻的不同。如肺病咳嗽，虽然黄芩、干姜、百合、葶苈子都能入肺经，可是在应用时却不一样，黄芩主要清肺热、干姜则能温肺寒、百合补肺虚，而葶苈子则泻肺实。归其他脏腑、经络的药物，也是这样。

可见，将中药的多种性能结合起来，以之指导中药的应用，才会收到预期的效果。穴位注射的药物选择也应遵循此原则，只有掌握药物的药性，当机体出现疾病时，才能有针对性地选择正确的药物，才能真正发挥药物在穴位注射中的作用。例如目前临床上颈肩腰腿痛患者有逐年增加的趋势，绝大多数颈肩腰腿痛患者从中医角度来讲属于痹证范畴，《素问·痹论》有云"风寒湿三气杂至，合而为痹也"。也就是说痹证的产生与风、寒、湿三种邪气的结合密切相关。温能散寒、除湿，辛能发散、行气，红茴香性温、味辛，擅长祛除风、寒、湿三种邪气，以红茴香制成的红茴香注射液在临床应用时就优于治疗风寒湿痹，而对于红、肿、热型病症则不适合。了解中药药性，正确选择中药注射剂，对最大限度地发挥穴位注射疗法的作用至关重要。

第三章　穴位注射操作规范

本章内容以"中华人民共和国国家标准——针灸技术操作规范第6部分：穴位注射（GB/T 21709.6－2008）"为指导进行编写，确保内容的规范性和专业性。操作步骤的编写更为详细、具体，并突出操作的可行性和指导性，使临床工作者能更好、更快地学习和掌握。

本章内容配有相应的光盘以供读者学习。

第一节　操作步骤与要求

一、施术前准备

1. 环境　应注意环境卫生，避免污染。

2. 针具　根据病情、操作部位、药量的需求选择不同型号的一次性无菌注射器和一次性无菌注射针，一般临床中以1ml、2.5ml和5ml注射器较为常用。

3. 药物

（1）**药物种类**　穴位注射疗法常用的药物包括中药及西药肌内注射剂和穴位注射剂，注射剂应符合《中华人民共和国药典》的规定。

（2）**药物剂量**　穴位注射剂参考药品使用说明书用量，其他肌内注射用药总量必须小于该药一次的常规肌内注射用量，具体用量因注入的部位和药物的种类而各异。

在一次性注射中各部位的每穴注射量宜控制在：耳穴0.1～0.2ml，头面部穴位0.1～0.5ml，胸背及四肢部穴位1～2ml，腰臀部穴位2～5ml。总的来说，皮肉浅薄处，剂量宜少；皮肉丰厚处，剂量可稍大。

（3）**药物质量**　药物的包装应无破损，瓶身应无裂缝，药物应无浑浊变色且无霉菌。

4. 体位　选择患者舒适、术者便于操作的治疗体位。

5. 穴位　根据病症选取相应的穴位或痛点（即阿是穴），并进行爪切定位，即以指甲在穴位上掐按出一个"十"字的痕迹，便于准确取穴，注意用力要柔和，以免皮肤破损。穴位的定位应符合"中华人民共和国国家标准——腧穴定位图（GB/T 221653－2008）"的定位规范。确定穴位后，患者肢体姿势不可随意变换，以防穴位移位。常用穴位定位可查看本书第二章第二节的内容。

二、施术方法

（一）取药

1. 术者戴好口罩，用肥皂水清洗双手，再以清水冲洗；亦可直接用消毒啫喱干洗双手。

2. 核对患者姓名、年龄，药名，浓度，剂量，时间，用法及有无用药禁忌。

3. 从包中取出注射器，将针头斜面与注射器刻度调到一个水平面旋紧。

4. 碘棉签消毒注射药剂安瓿瓶，砂轮锯安瓿，再消毒，折断安瓿颈部。

5. 用注射器将针头斜面向下放入安瓿内的液面下，左手食指、中指夹住安瓿，拇指、无名指和小指握住针筒，右手拇、食、中指持活塞，吸净药液，药液吸入针管后再次核对，盖上注射器帽，放入注射盘备用，并备好无菌棉签（或无菌棉球）及皮肤消毒剂。

（二）消毒

患者注射区域局部用止血钳夹无菌棉球或用无菌棉签蘸取消毒剂（安尔碘或碘伏），按无菌原则自中心向外旋涂擦5cm×5cm的区域2次，不留空隙。如以碘酊（即碘酒）消毒，需用75%的酒精脱碘。

（三）持针方式、进针方式、进针角度

将注射器内空气排尽，右手持注射器，针头斜面向上，依据穴位所在的部位、注射器的规格等选择不同的持针方式、进针方式及进针角度。

1. 持针方式

（1）执笔式 如手持钢笔的姿势，用拇指和食指在注射器前夹持，以中指在后顶托扶。适用于各种注射器的操作（图3-1）。

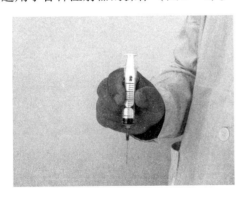
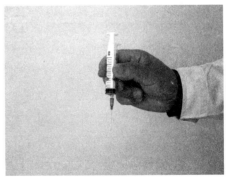

图3-1 执笔式

（2）三指握式 以拇指在内，食指、中指在外的方法握持注射器。主要适用于进针及进针后的提插操作（图3-2）。

（3）掌握式 用拇指、中指、无名指握住注射器，将食指前伸抵按针头，小鱼际抵住活塞。主要适用于斜刺或平刺（图3-3），如背俞穴的进针可采用掌握式。

（4）五指握持式 以拇指和其他四指对掌握持注器。适用于短小或粗径注射器的操作（图3-4）。

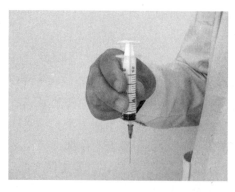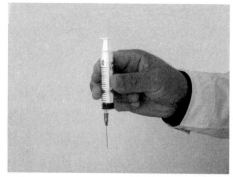

图 3-2　三指握式

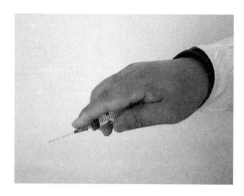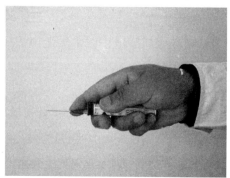

图 3-3　掌握式

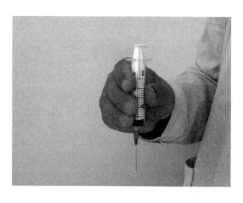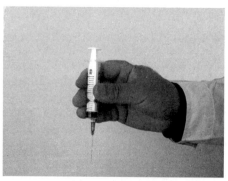

图 3-4　五指握持式

2. 进针方式

（1）单手进针法　以执笔式或五指握持式握持注射器，针尖离穴位 0.5cm，瞬间发力刺入，是较常用的进针方法。如肾俞、大肠俞、阳陵泉、足三里穴的进针（图 3-5）。

（2）舒张进针法　对于皮肤松弛或有皱纹的部位，可将穴位两侧皮肤用左手拇、食指向两侧用力绷紧，以便进针。操作时应注意两指相对用力时要均衡固定皮肤，不能使锁定的注射点移动位置，然后右手持针从两指之间刺入穴位。多用于腹部、臀部和颜面部的穴位进针（图 3-6）

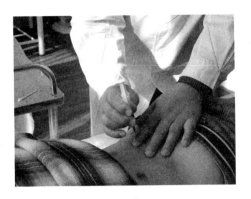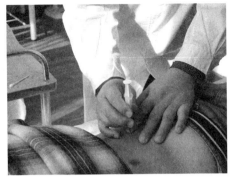

图 3 - 5　单手进针法

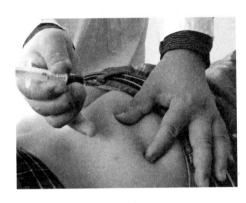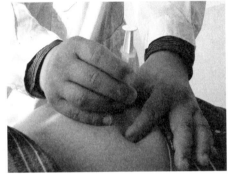

图 3 - 6　舒张进针法

（3）提捏进针法　左手拇、食指轻轻地提起所要刺入穴位两旁的皮肤，右手持针从捏起皮肤的前端刺入。多用于皮肉浅薄或深部有重要脏器的部位。例如肩井穴的进针（图3-7）。

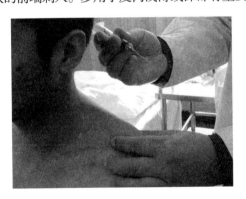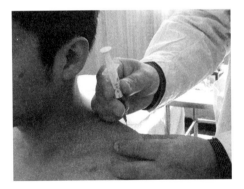

图 3 - 7　提捏进针法

3. 进针角度

（1）直刺法　将针体垂直刺入皮肤，使针体与皮肤呈90°角。适用于人体大多数穴位，浅刺和深刺都可应用，如足三里、阳陵泉等（图3-8）。

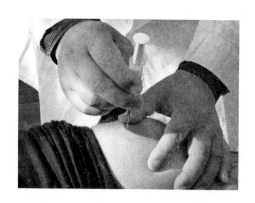

图 3-8　直刺法

（2）斜刺法　将针斜刺入皮肤，使针体与皮肤呈 45°角。适用于骨骼边缘和不宜深刺的穴位，如膀胱经第 1、2 侧线的穴位（第 1 侧线穴位向内斜刺，第 2 侧线向外斜刺）；为避开血管、肌腱及瘢痕组织也宜斜刺进针（图 3-9）。

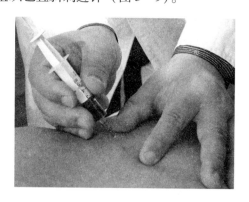

图 3-9　斜刺法

（3）横刺法　又称沿皮刺、平刺，是沿皮下进针横刺穴位的方法，针体与皮肤呈 15°角。适用于头面、胸背部穴位及皮肉浅薄处的穴位，如列缺等（图 3-10）。

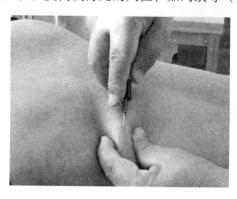

图 3-10　横刺法

（四）操作方法

术者用前臂带动腕部的力量，将针头刺入患者穴位处皮肤。进针后要通过针头获得各种不同针下感觉，观察患者的反应，细心分辨出针头在不同组织中的进程情况，便于调整进针的方向、角度。

1. 各种针下感觉与操作

（1）患者感觉　麻木、触电及放射感，表示刺中神经。此时，术者应退针少许，改变针刺角度，令患者麻木、触电感消失。

（2）术者感觉

①弹性阻抗感　表示刺中肌鞘、筋膜层。

②硬性阻力感　表示刺中骨膜。

③落空感　表示针尖通过组织进入某种空隙或腔隙。在危险区域注射时，该感觉往往提示下面可能有重要的脏器。一般来说，可先退针少许（但不要立即出针），此时，脏壁组织可自行回缩，稍待半分钟再缓慢出针。

④致密感　表示刺中韧带。

⑤突破感　表示针尖穿过筋膜、韧带、囊壁或病灶部位。此处上下往往是推注药物治疗的重点部位。

⑥搏动感　表示针尖位于大动脉近旁，当回抽有血时表明刺中血管，应退针调整，切勿立刻推注药液。

2. 调整得气　针头刺入穴位后细心体察是否得气，即患者是否出现酸胀的感觉，或术者手下是否有沉紧感。针尖达到所定深度后若得气感尚不明显，可将针退至浅层，调整针刺方向再次深入，或缓慢、小幅度地施行提插手法，直至患者出现酸胀的得气反应。

3. 注入药物　患者产生得气感后，术者右手持注射器并固定深度，左手抽动活塞，如无回血则缓慢注入药液；如有回血则不可注入药液，应立即出针，用无菌棉签或无菌棉球压迫针孔0.5~2分钟，更换注射器及药液后进行再次注射。

具体注射方法常用的有以下三种：

（1）柔和慢注法　将针刺入穴位深部或病灶反应部位，待得气后缓慢柔和地推进药液。一般推注1ml药液为0.5~1分钟。对于怕针、易晕针的患者，或首次接受穴位注射的患者，或应用刺激性较强的药物时可采用此注射方法。

（2）分层注药法　将针刺入穴位深部或病灶反应部位，待得气后推注入大部分药液，然后退针少许，将剩余的药液推入，以扩大药物的渗透作用层面。

在针灸学中，依据针刺的深浅程度可将穴位分为天、人、地三个层次：天部为浅层，一般指皮肤及皮下组织层；地部为深层，一般是肌肉深部；人部则位于天部与地部之间（图3-11）。

此方法一般用于皮肉较丰厚的穴位（如环跳、大肠俞等）或痛点，且患者痛感广而深。首先在地部推注大部分药液（药量的2/3~3/4），然后退针至人部或天部，注入剩余药液。

（3）退针匀注法　针刺到穴位一定的深度或病灶部位，在得气后推注一定量的药液，

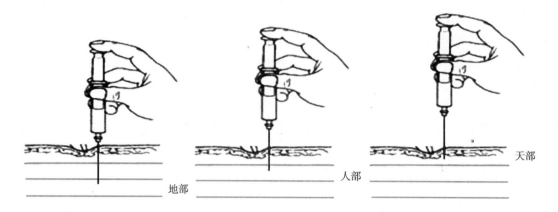

图 3 - 11　针刺深度分部示意图

然后在匀速缓慢退针的同时，均匀地推注药液直至浅部。退针与推药要同步协调，行走成一条直线，保持平稳；推药要有连贯性，不可时断时续。

4. 出针　根据针刺的深浅选择不同的出针方式：①浅刺的穴位出针时用左手持无菌棉签或无菌棉球压于穴位旁，右手快速拔针而出。②深刺的穴位出针时先将针退至浅层，稍待后缓缓退出。③针下沉紧或滞针时，不应用力猛拔，宜先轻轻拍打注射点外周以宣散气血，待针下感觉轻滑后方可出针。出针后如发现针孔溢液或出血，可用无菌棉球或无菌棉签压迫 0.5 ~ 2 分钟。

最后整理用物，嘱患者保持舒适的体位休息 5 ~ 10 分钟，以便观察是否出现不良反应。

5. 穴位注射的间隔时间　对于同一组穴位，两次注射宜间隔 1 ~ 3 天；穴位注射两个疗程间宜相隔 5 ~ 7 天。穴位注射疗法一个疗程的治疗次数取决于疾病的性质及特点，以 3 ~ 10 次为宜。

第二节　注意事项、禁忌与意外事故的防治

一、注意事项

1. 治疗前应对患者说明治疗的特点和治疗时会出现的正常反应。

2. 药物应在有效期内使用。

3. 注意药物的性能、药理作用、剂量，以及药物禁忌、不良反应和过敏反应。注射操作应在药敏试验结束并合格的前提下进行。

4. 回抽针芯见血或积液时应立即出针，用无菌棉球或无菌棉签压迫针孔 0.5 ~ 2 分钟。更换注射器及药液后进行再次注射。

5. 初次治疗及年老体弱者注射点不应过多，药量亦应酌情减少。

6. 酒后、饭后以及强体力劳动后不应行穴位注射。

7. 体质过分虚弱或有晕针史的患者不应行穴位注射。

8. 孕妇的下腹、腰骶部不应行穴位注射。

9. 耳穴注射应选用易于吸收、无刺激的药物。注射不应过深，以免注入骨膜内。

10. 眼区穴位要注意进针角度和深度，不应做提插捻转。

11. 胸背部穴位注射时应平刺进针，针尖斜向脊柱。

12. 下腹部穴位注射前应先令患者排尿，以免刺伤膀胱。

13. 掌握进针方法，长期注射的患者应交替更换注射部位。

14. 根据药液的量、黏稠度和刺激的强度及穴位所在部位选择合适的针头。

15. 应该尽量避免在硬结、瘢痕、发炎、皮肤病、瘀血及水肿等处注射。

二、禁忌

1. 禁止将药物注入血管内。

2. 禁针的穴位及部位禁止行穴位注射。

3. 表皮破损的部位禁止行穴位注射。

4. 注射两种药物时，应注意药物的禁忌，最好在不同部位注射。

三、意外事故的防治

穴位注射一般是比较安全的，但如疏忽大意、操作不慎，或对解剖强者构不了解或施术不当，在临床上也会出现一些不良反应或意外事故，常见的有以下几种：

1. 晕针　晕针是在注射过程中发生的晕厥现象。

【原因】年老体弱或患者体虚、精神过度紧张，或术者刺激过重、注药过快、药量过大而致。

【表现】患者突然出现精神疲倦、头晕、目眩、面色苍白、恶心欲吐、汗出、心慌、四肢发凉、血压下降、脉沉细；重者可出现神志昏迷、跌仆、唇甲青紫、二便失禁、大汗、四肢厥冷、脉微细欲绝。

【处理】立即停止注射，拔出注射器，使患者头低位平卧，注意保暖。轻者一般休息片刻、饮温开水或糖水后，即可恢复。重者在上述处理的基础上，可掐水沟、内关、足三里或艾灸百会、关元、气海，即可恢复。若仍不省人事，应考虑配合其他方法进行急救处理。

【预防】如初次接受穴位注射治疗或精神过度紧张及年老、体弱者，应首先做好解释工作，消除其顾虑；同时选择舒适、可持久的体位，一般宜卧位；选穴宜少，刺激要轻，注射剂量要小，推注时应缓慢。患者饥饿、疲劳、大汗、大渴时，应令其进食、休息、饮水后再进行治疗。

2. 血肿　血肿是指注射部位皮下出血而引起的肿痛，临床较常见。

【原因】注射针头带钩毛，使皮肉受损或刺伤血管所致。

【表现】出针后，注射局部出现肿胀疼痛，继而出现青紫色。

【处理】少量出血的局部小块青紫，一般不必处理，可自行消退。若出血较多，局部肿胀疼痛较剧烈、青紫面积较大而影响活动功能时，可先冷敷止血，再做热敷或局部轻度按摩，以促进瘀血消散吸收。

【预防】仔细检查针具，熟悉解剖部位，避开血管进针，出针时应立即用消毒干棉球按压针孔片刻。

3. 周围神经损伤　是指在注射或进针的过程中损伤了神经干，这是临床较为严重也较为常见的一类损伤。有学者统计，在医源性周围神经损伤中，药物注射所致的案例多于手术切割、小夹板或石膏固定、产瘫等其他四大原因。若进针小心、注射适当，是完全可以避免的。周围神经损伤是穴位注射引发意外事故中较为常见的一种。

【原因】不熟悉局部解剖知识；进针过快过猛；进针或推注时未避开神经干。在神经干附近注药且刺激性大或剂量过大或推注过快。此外，临床报道的案例中神经损伤患者以儿童较为常见，其原因多是注射操作者对儿童与成人的生理差异重视不够而造成。

【表现】患者有剧烈的触电感、剧痛，若处理不及时或损伤严重，日久会在神经支配的部位出现麻木感、肌肉萎缩、活动无力，肌电图显示神经传导速度减慢。

穴位注射导致的周围神经损伤主要有以下几个特点：①损伤的神经主要涉及四肢，以坐骨神经、桡神经较为多见。②涉及的经穴多位于神经通过区域。③涉及的药物具有浓度高、酸碱度大、刺激性强的特点。④损伤的途径可分为直接作用于神经和间接作用于神经周围组织两种。

【处理】一旦神经干损伤，应立即停止推注，将针起出。对周围神经损伤的治疗宜在伤后 3 周内进行，且愈早愈好。治疗关键在于早期改善血液循环，防止粘连及瘢痕的形成；给予神经营养药物，促使神经恢复。后期治疗主要是促进神经的再生及生理功能的恢复，可采取按摩、针灸、功能锻炼的方式。一般轻度损伤或损伤小的神经支，处理后短期可以恢复；若损伤大的神经干或损伤严重，应采取综合方法及时治疗。

【预防】熟悉解剖知识，避开神经干，或浅刺达不到神经干所在的部位。如神经干较浅，可超越神经干的深度及避开神经干。进针时不可一次性进针过深，应先浅刺透皮，然后缓慢进针，如出现触电感，提示针尖已触到神经干，须退针，改换角度。进针时，针尖的切面应与神经的走行相一致。在神经干附近的穴位注射时，应选用刺激小的药物且注射剂量不宜过大、推注速度不宜过快。如环跳位于坐骨神经经过处、阳陵泉附近有腓总神经、内关位于正中神经所到之处、足三里下有腓深神经等，针刺这些穴位接近神经时方有针感，故在使用穴位注射疗法时应慎重，禁用刺激性强的药物。

4. 感染　是指注射部位发生感染的现象，是临床较严重的失误。消毒严格是完全可以避免的。

【原因】消毒不严格，细菌侵袭注射部位。

【表现】注射局部出现红肿热痛，甚至化脓现象。

【处理】如仅表现轻度发红或红肿，可在局部进行消毒、消炎处理，一般短时间内可消失。如出现红肿热痛，且范围较大，在上述处理的同时口服或外用消炎的药物。若细菌随针头侵入，化脓部位较深，则应请外科医生协助处理。

【预防】按常规对针具、患者皮肤严格消毒，尤其是较长时间或一处多穴注射者更应严格消毒。注射后在短时间内应避免注射部位接触不洁之物，24 小时之内应避免洗澡。

注射时，术者的手也应用肥皂水洗净后，再用75%的酒精棉球擦拭消毒。

5. 创伤性气胸 指因操作不当或进针过深损伤胸膜及肺脏使气体进入胸膜腔内，压迫肺脏而致。在内脏损伤中创伤性气胸最为常见，严重者可造成水胸或脓胸，甚至造成死亡，因此应特别注意。

【原因】主要是在胸部、背部、锁骨附近及肩颈等穴处，进针过深，伤及肺脏，使气体进入胸膜腔所致。

【表现】刺后患者突然出现胸痛、胸闷、心慌、呼吸不畅；严重者呼吸困难、心跳加快、紫绀、出汗、虚脱、血压下降、休克。症状的轻重与漏入胸膜腔气体的多少和气胸的性质有关。进入的气体越多，症状越严重。若为张力性气胸，气体随呼吸逐渐进入胸膜腔，症状越来越严重，有时可很快造成死亡。有的病例，在针刺当时没有明显异常现象，数小时后才逐渐出现胸痛、呼吸困难等症状，应加以注意。针刺胸背部或前胸穴位后，如患者发生虚脱、出汗、憋气等症状，不能只想到单纯的晕针，必须考虑到继发气胸的可能性。

【查体】胸部叩诊呈过度反响，听诊肺泡呼吸音明显降低或消失，严重者气管向健侧移位，X线透视检查可观察到漏出气体的多少和肺组织受压迫情况。

【处理】如进入胸膜腔的气体不多，症状较轻，且创口已闭合，一般气体可自行吸收。患者应半卧休息，给予镇咳、消炎等处理。如进入气体较多、症状严重时，可做胸腔穿刺抽气减压。作为临时措施，一般可在锁骨中线第2肋间隙处（或在腋中线、腋后线处亦可），用18号穿刺针做胸穿抽气。如病情严重，出现呼吸困难、紫绀、休克时，除临时处理外，还应给予吸氧及抗休克治疗。

【预防】注射进针时，术者应集中精力，根据患者的体形胖瘦灵活掌握刺入深度，尤其是胸肋部、上背部、锁骨附近的穴位，应严格按照各穴的针刺深度、角度和方向操作。

第四章　穴位注射常用药物

　　目前，进行穴位注射的药物包括各种穴位注射和多种肌内注射的中、西医药物，其中，红茴香注射液和当归注射液是临床中较常用的中药制剂，故本章以红茴香注射液和当归注射液为例进行相关介绍。

第一节　红茴香注射液

　　红茴香为木兰科八角属常绿灌木或小乔木植物狭叶茴香 *Illicium lanceolatum* A. C. Smith（图4-1）和红茴香 *Illicium henryi* Diels 的统称。其入药部位主要为根和根皮，名红茴香根，又名莽草根、老根（《天目山药用植物志》）、八角脚根（《浙江民间常用草药》）、披针叶茴香根（《中国药用植物简编》）、红毒茴根（《全国中草药汇编》）[1]。红茴香主要生于阴湿沟谷两旁的杂木林中或溪边灌丛中，分布于陕西、江苏、安徽、浙江、江西、福建、四川、贵州等地。全年可采挖，根挖起后洗净，晒干用；根皮是在根挖起后，切成小段晒至半干，剖开皮部，除去木质部即得，晒干用。其性温，味辛，有毒，具有活血止痛、祛风除湿之功效，可治疗跌打损伤、胸腹疼痛、风寒湿痹等。

　　目前，临床上以红茴香为原料开发的制剂主要是红茴香注射液——狭叶茴香根皮经现代工艺提取精制而成的灭菌水溶液。此药的应用已有四十余年的历史，临床主要用于治疗颈肩腰腿疼等骨骼、肌肉、关节疼痛的病症。

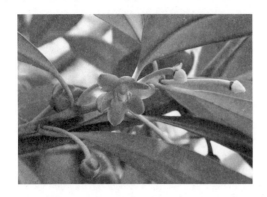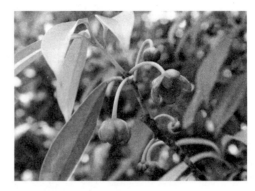

图4-1　狭叶茴香

　　本节将主要从红茴香的品种考证、化学成分、药理作用和临床应用四个方面介绍红茴香的研究与应用情况。

一、品种考证

"红茴香"为现代药用植物志所载药名，经查阅古今医药书籍，研其种属"狭叶茴香"与古籍记载中的"莽草"似为同类植物。

1. 有关莽草的记载

莽草始载于《神农本草经》，列为下品。

《吴普本草》曰："莽草，一名春草。神农：辛。雷公、桐君：苦，有毒。生上谷（今山东省益都县）山中或宛句（今山东菏泽市）。五月采。治风。"

《名医别录》曰："一名葞，一名春草。生上谷及宛句。五月采叶，阴干。"

《山海经》云："朝歌之山有草焉，名曰莽草，可以毒鱼。又葽山有木焉，其状如棠而赤，可以毒鱼。"

《本草经集注》曰："（莽草）上谷远在幽州，今东间处处皆有，叶青、新（新一作辛）烈者良。人用捣以和陈粟米粉，纳水中，鱼吞即死浮出，人取食之无妨。"

《范子计然》云："莽草，出三辅（今陕西中部），青色者善。"

《本草图经》云："莽草，今南中州郡（今河南叶县）及蜀川皆有之，木若石楠而叶稀，无花实。五月、七月采叶，阴干。一说藤生，绕木石间……然谓之草者，乃蔓生者是也。"

《尔雅·释草》云："葞，春草。孙炎注云：药草也，俗呼为芮（音罔）草。郭璞注云，一名芒草。所见异也。"

《梦溪笔谈》云："世人用莽草者种类最多，有叶大如手掌者，有细叶者，有叶光厚坚脆可拉者，有柔软而薄者，有蔓生者，多是谬误。按《本草》：'若石楠而叶稀，无花实。'今考木若石楠，信然。叶稀无花实，亦误也。今莽草蜀道、襄、汉、浙江湖间山中有，枝叶稠密，团栾可爱，叶光厚而香烈，花红色，大小如杏花，六出，反卷向上，中心有新红蕊，倒垂下，满树垂动摇摇然极可玩。襄、汉渔人竞采以捣饭饴鱼，皆翻上，乃捞取之。"

《本草纲目》云："莽草，释名：芮草、芒草、鼠莽。此物有毒，食之令人迷惘，故名。山人以毒鼠，谓之鼠莽。"

2. 莽草药性、功效的各家论述

《神农本草经》云："辛温，主头风痈肿，乳肿（一作乳痈），疝瘕，除结气疥瘙。杀虫鱼。"

《名医别录》云："疗喉痹不通，乳难，头风痒，可用沐，勿近目。"

《药性论》云："治风疽，疝气肿坠，凝血，治瘰疬，除湿风，不入汤服。主头疮白秃，杀虫。"

《新修本草》云："治难产。"

《琐碎录》云："思村王氏之子，生七日而两肾缩入，二医云，此受寒气使然也。以硫黄、茱萸、大蒜研涂其腹，以莽草、蛇床子烧烟熏其下部而愈也。"

《本草纲目》曰："莽草制雌黄、雄黄而有毒，误食害人。唯紫河车磨水服，及黑豆煮汁服，可解。豆汁浇其根即烂，性相制也。"

《本经逢原》云："莽草大毒，善杀鱼、鼠，其性可知。"

《神农本草经》云："治疝瘕结气，荡涤在内之宿积也；疗痈肿头风，搜逐在外之邪毒也，但性最猛烈，服之令人瞑眩。"

从以上的摘录可见，古籍中有关莽草的论述多为其叶的特征，记载较为简单，描述不甚清楚，并存在同名异物的现象。如《山海经》中述"其状如棠而赤"，《范子计然》则说"青色者善"。从记载来看，现用之木兰科八角属植物狭叶茴香，可能与《梦溪笔谈》中的"莽草"种属相同。从其功效所载来看，莽草有消痈散结、除湿止痹之效，有毒，主要用于痈疽（炎症）、瘰疬疝瘕（肿瘤、肿块）、风湿痹证等的治疗，这与现今的应用颇为相似。

有关狭叶茴香（莽草）和红茴香的详细记载，见于现代的地方药用植物志，但从其植物名来看，亦未完全统一，以下摘录了部分，请参看"扩展阅读"。

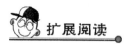 扩展阅读

莽 草

别名：山木蟹（通称），山大茴（东阳、永康、龙泉），红茴香。

形态：常绿小乔木或灌木，高达 3～12m，有香气。树皮灰褐色。幼枝绿色或灰白色，老则灰褐色。小枝、叶及叶柄均无毛。叶互生或少数聚生于节上，近轮生状，革质，倒披针形、椭圆状披针形或披针形，长 5～15cm，宽 1.5～4.5cm，顶端渐尖或短尾尖，基部狭楔形，全缘，上面绿色、有光泽，下面淡绿色，叶脉羽状，中脉在上面微凹，下面稍隆起，细脉不明显；叶柄长 5～15mm。花两性，单生或 2～3 朵簇生于叶腋，花梗长 1～5cm。花被片 10～15，覆瓦状排列，近圆形，长 6～9mm、宽 3～8mm，最外轮 3 片，绿色，余均为红色，大小不等，除最内轮花被片光滑无毛外，其余均有白色缘毛。雄蕊 6～14，排成 1 轮，花丝短，花药 2 室，内向；雌蕊由离生心皮 10～13 组成，柱头淡红色，花各部均着生于扁平花托上。聚合蓇葖果具 10～13 枚小果，辐射状排列，果皮木质，腹缝开裂，顶端具细长而弯曲的尖头，内含种子。种子褐色，坚硬，有光泽。花期 4～5 月，果期 8～10 月。

生境：多生于阴湿的溪谷两旁杂木林中。

分布：浙江省东部、西部、南部，以建德、开化、泰顺、云和、龙泉等县较多，龙泉（岩障）有小片森林；我国长江中下游各省、区都有。

药用部分：干燥的根及根皮。

采集加工：全年可采，洗净，切片，晒干或鲜用。

药材性状：①根：本品呈圆柱形，常弯曲，径 2～3cm。表面棕褐色，粗糙，具明显的横向裂纹和纵皱，少数栓皮剥落而露出红棕色的皮部。质坚硬，不易折断，断面淡棕色，外圈红棕色，木质部占根的大部分，并可见同心环（年轮）。气香，味辛涩。②根皮：本品呈不规则的块片，略卷曲，大小不一，厚 1～2mm。表面棕褐色，具纵皱纹及少数横向裂纹。内表面红棕色，光滑，并有纵向纹理。质坚脆，断面略整齐。气、味与根相同。

药理作用：①根的水提取物经动物实验证明对实验性"关节炎"有效。②有明显的镇痛作用。③大剂量对离体蛙心有抑制作用，使心率减慢、房室传导阻滞、心肌收缩力减弱，急性中毒可因呼吸抑制而致死。④茎的水提取物有中枢兴奋作用，能有效地对抗吗啡中毒时的呼吸抑制。本品中毒发生惊厥时可用戊巴比妥钠解救。

性味功能：苦、涩，温；有大毒。舒筋活血，散瘀止痛。

主治：跌打损伤，腰肌劳损，关节、肌肉或韧带的新旧伤痛，风湿痹痛，痈疽，无名肿毒，外伤出血，骨折，断肢再植。

中毒急救：根、果均有毒，其中毒症状的轻重常与服量、体质有关。据报道，1 例服根 60g 中毒，1 例则于配方中放 6g 而中毒。其中毒的主要症状为头昏、眩晕、咽喉灼辣、流涎、恶心、呕吐、出汗、烦躁不安，严重者出现磨牙、发绀、呼吸困难、抽搐以至角弓反张、休克甚至死亡。解救方法：可按一般中毒急救处理，如洗胃，口服 10% 小苏打液 100ml（碱性液体可减小其毒性），给巴比妥类药物作为生理性解毒剂；以 10 倍量的甘草，六月雪 60g，水煎服；灌服浓茶（红、绿茶均可）、糖水、饭汤，并配合注射葡萄糖盐水等；生绿豆粉 1 食匙，加冷粥 1 碗，混合吃下。

引自《浙江药用植物志》

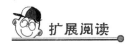 扩展阅读

红茴香根

异名：红毒茴根（《全国中草药汇编》）。

来源：为八角科植物红茴香的根及根皮。

原植物：红茴香又名土八角、土大香（《四川中药志》），八角茴（江西《草药手册》），野八角、山木蟹（《安徽中草药》），桂花钻（《广西药用植物名录》）。

形态：常绿灌木或小乔木，高达 3~7m。树皮灰白色，幼枝褐色。单叶互生；叶柄长 1~2cm，近轴面有纵沟，上部有不明显的窄翅；叶片革质，长披针形、倒披针形或倒卵状椭圆形，长 10~16cm、宽 2~4cm，先端长渐尖，基部楔形，全缘，边缘稍反卷；上表面深绿色，有光泽及透明油点，下表面淡绿色。花红色，腋生或近顶生，单生或 2~3 朵集生，花梗长 1~5cm。花被片 10~14，最大一片椭圆形或宽椭圆形，长 7~10mm、宽 5~8mm。雄蕊 11~14，排成 1 轮，心皮 7~8，花柱钻形，长 2.3~3.3mm。聚合果径 1.5~3cm，蓇葖具 7~8 枚小果，单一蓇葖果先端长尖，略弯曲，呈鸟喙状。种子扁卵形，棕黄色，平滑有光泽。花期 4~5 月，果期 9~10 月。

生境：生于海拔 300~2500m 的山地密林、疏林或山谷、溪边灌木丛中。

分布：华东、中南及陕西、四川、贵州等地。

药材性状：①根圆柱形，常不规则弯曲，直径 2~3cm。表面粗糙，棕褐色，具明显的横向裂纹和因干缩所致的纵皱，少数栓皮易剥落现出棕色皮部。质坚硬，不易折断。断面淡棕色，外圈红棕色，木质部占根的大部分，并可见同心环（年轮）。气香，味辛涩。②根皮呈不规则的块片，略卷曲，厚 1~2mm。外面棕褐色，具纵皱及少数横向裂纹；内

面红棕色，光滑，有纵向纹理。质坚而脆，断面稍整齐。气香，味辛涩。

化学成分：根皮中含有 taxifolin（花旗松素），果实中含有 anisatin（莽草毒素）、pseudoanisatin（伪莽草毒素）和 6 - deoxypseudoanisatin（6 - 去氧伪莽草毒素），挥发油 0.24%。

药理作用：①抑制脂氧化酶：根皮中含有花旗松素，其含量达总黄酮的 25%。据体外实验表明，花旗松素对脂氧化酶有较强的抑制作用，浓度为 1mmol/L 时抑制率为 84%。②抗菌作用：花旗松素对金黄色葡萄球菌、大肠杆菌、痢疾杆菌和伤寒杆菌有较强的抑菌作用。③毒性：根皮提取物具有明显的中枢兴奋作用和外周毒蕈碱样作用，如使用不当或剂量过大常可致中毒，患者开始出现恶心、呕吐，继而出现严重呼吸困难、发绀，最后可惊厥致死。

引自《中华本草》

附注：因莽草及红茴香的果实外形与八角茴香极为相似，有误用中毒报道，须注意鉴别。

1. 莽草（I. lanceolatum）果实：聚合果具 10～14 个菁葖果，单一菁葖果呈小艇状，较细瘦，先端尖，向下弯曲成钩状，皮光滑，无香气，味辛微酸。

2. 红茴香（I. henryi）果实：聚合果具 7～8 个菁葖果，单一菁葖果先端长尖，略弯曲，先端锐尖成鸟喙状，果皮较薄。

3. 八角茴香（I. verum）果实：聚合果具 7～8 个菁葖果，单一菁葖果较粗壮，先端较钝而平直，果皮较厚且粗糙，有香气，味辛微甜。

二、化学成分

红茴香化学成分的研究主要集中在叶、果实和根茎方面。

1. 红茴香叶中主要含有芳香油，可药用也可作香料。靳凤云等[2]采用热脱附气相色谱 - 质谱联用（GC - MS）法从采自贵州的红茴香叶的精油中检出 57 种成分，鉴定了其中 36 种成分，占精油总含量的 88.49%，其中主要成分为 α - 蒎烯（18.94%）、乙酸龙脑酯（9.86%）及微量致癌物质黄樟油素（2.31%）。

2. 红茴香果实中含有倍半萜内酯化合物及挥发油。刘嘉森等[3]从产自贵州的红茴香果实中分得 3 个倍半萜内醋化合物：anisatin（莽草毒素）（得量 0.0006%），pseudoanisatin（伪莽草毒素）（得量 0.0053%）和 6 - deoxypseudoanisatin（6 - 去氧伪莽草毒素）（得量 0.0058%）。红茴香果实含挥发油在 0.24% 左右。刘慧、杨春澍[4~5]应用 GC - MS 法分析了 7 种八角科植物果实的挥发油，在红茴香中共鉴定出 35 种挥发性成分，其中柠檬烯含量高达 27.43%；其次，特征性成分顺式香苇醇含量为 1.34%；此外，还含有 1，8 - 桉叶素、芳樟醇、α - 松油醇和萜品烯醇。

3. 红茴香根茎成分研究：刘继峰等[6]应用硅胶、Sephadex LH - 20、Rp - 8、Rp - 18 等各种色谱技术对红茴香根茎进行分离纯化，从中首次分离得到 12 个化合物，分别鉴定为 1，2 - bis（4 - hydroxy - 3 - methoxyphenyl）- 1，3 - propanediol、aviculin、jasopyran、rubriflosidesA、山奈酚、蛇菰脂醛素、槲皮素、松柏醛、芥子醛、3，4，5 - trimethoxyphenyl - 1 - O - β - D - gluco - pyranoside、（2R，3R）- 3，5，7，3′，5′ - 五羟基黄烷、

3，4 - dimethoxyphenyl - 1 - O - β - D - glucopyranoside 。谢德隆等[7]从红茴香根皮中分析出含有花旗松素（taxifolin）。体外实验表明，花旗松素对脂氧化酶有较强的抑制作用，浓度为1mmol/L时抑制率为84%[3]。

三、药理作用

1. 抗炎镇痛作用 红茴香根皮中含有的花旗松素，对金黄色葡萄球菌、大肠杆菌、痢疾杆菌和伤寒杆菌有较强的抑菌作用[8]。5%红茴香根水提液腹腔注射对鸡蛋清所致大鼠踝关节肿胀有明显治疗作用。给小鼠腹腔注射5%红茴香根水提液20ml/kg，其痛阈提高率为84.35%，说明本品有明显的镇痛作用[9~10]。

实验表明：红茴香注射液对小鼠热板法有明显的提高痛阈作用，在半小时至1小时作用最强，且随剂量增加使痛阈提高增强。中剂量的镇痛作用与阿司匹林相同。红茴香注射液和阿司匹林镇痛作用的比较见图4-2。

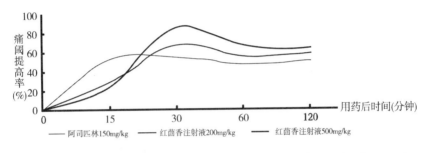

图 4-2　红茴香注射液和阿司匹林镇痛作用比较图

由上图可得出以下结论：①用药后前20分钟，阿司匹林止痛强度稍优于红茴香注射液；用药20分钟后，红茴香止痛强度优于阿司匹林。②红茴香注射液长期止痛效果优于阿司匹林。③红茴香注射液止痛效果随剂量增加而增强。

红茴香注射液200mg/kg、500mg/kg给大鼠肌内注射，对角叉菜胶致大鼠足趾肿胀有较强的消炎作用，500mg/kg剂量的效果与阿司匹林相近，见表4-1。

表 4-1　红茴香注射液对大鼠足趾肿胀的消炎作用

组别	剂量（mg/kg）	动物数（只）	指标项目	给药前	给药后大鼠足趾肿胀容积（ml）及肿胀率（%）		
					1 小时	2 小时	3 小时
生理盐水	1	10	容积	1.15	1.46 ± 0.12	1.54 ± 0.10	1.60 ± 0.08
			肿胀率	0	27.0	33.9	39.1
阿司匹林	150	10	容积	1.21	1.43 ± 0.10	1.46 ± 0.09	1.49 ± 0.08
			肿胀率	0	19.0	20.7	23.1
红茴香注射液	200	10	容积	1.21	1.46 ± 0.08	1.53 ± 0.05	1.53 ± 0.06
			肿胀率	0	20.7	26.4	25.6
红茴香注射液	500	10	容积	1.25	1.46 ± 0.07	1.54 ± 0.05	1.54 ± 0.06
			肿胀率	0	16.8	23.2	24.8

红茴香注射液 100mg/kg、200mg/kg、500mg/kg 给小鼠肌内注射，对二甲苯致小鼠耳肿胀有很强的抗炎作用，500mg/kg 剂量与氢化可的松 25mg/kg 作用相近。见表 4-2。

表 4-2　红茴香注射液对二甲苯致小鼠耳肿胀的消炎作用

组别	剂量（mg/kg）	动物数（只）	左耳肿胀重量（mg）（$\bar{X} \pm SD$）
生理盐水	5	10	11.38 ± 3.84
氢化可的松注射液	25	10	4.15 ± 2.89
红茴香注射液	200	10	7.41 ± 2.69
红茴香注射液	500	10	5.32 ± 2.36

2. 兴奋中枢作用　红茴香根皮提取物有很强的中枢兴奋作用，主要作用部位在脑干，与印防己相似，可兴奋间脑、延脑和神经末梢，使用不当可致癫痫发作[11]。黄建梅等[12]研究发现给每只小鼠侧脑室注射 100% 红茴香茎皮水浸液 0.01ml，有明显中枢兴奋作用，并可致惊厥。根据现代研究，其兴奋中枢作用的活性成分可能是莽草毒素类化合物。

3. 其他作用　分别给犬静注红茴香根注射液 1.0mg/kg、4.0mg/kg、1000mg/kg，均能使犬血压缓慢降低，并使脉压变小，大剂量尤为明显。不同浓度的红茴香根溶液对离体蛙心有抑制作用，使其心率减慢、房室传导阻滞、心肌收缩力减弱[9~10]。100% 红茴香根皮醇提取液可使家兔离体小肠平滑肌张力降低，收缩幅度变小[9]。

4. 毒性　红茴香茎部水浸液对中枢神经有高度兴奋作用，兴奋间脑、延脑及神经末梢，作用于呼吸及血管运动中枢，大剂量对大脑及脊髓呈现先兴奋后抑制的影响，终因呼吸、循环中枢衰竭而死亡[13]。红茴香根注射液给大鼠静注结果，雌性大鼠最大致死量为（1111 ± 94.0）mg/kg，雄性大鼠则为（2212 ± 338.4）mg/kg。红茴香根急性中毒似先抑制呼吸，后影响心脏功能[9]。红茴香果实也表现一定毒性，其水煎液给小鼠灌胃 25g/kg 时，使 10 只小鼠全部死亡，其毒性成分为莽草毒素[12]。毒性实验表明：莽草毒素的 LD_{50} 为 0.7mg/kg（小白鼠，腹腔注射）[14]。李殿菊等[15]报道了 5 例因关节痛、腰痛而口服新鲜红茴香根皮浸泡的药酒 50~100ml（浓度 20%）后引起中毒致癫痫发作的病例。从服药至发病的时间为 2~4 小时。除癫痫发作外，还可伴有头痛、恶心、呕吐，在癫痫发作后常有昏睡，醒后对上述症状不能回忆。吴新伟[16]也报道了 4 例内服红茴香后于半小时内出现昏迷并致癫痫样发作的病例，其中有 3 例属于大剂量（15~150g/次）服用新鲜红茴香根皮而引起的中毒。上官文静[17]报道了 2 例服用过量红茴香致中毒患者病例。王云琴等[18]报道了 2 例因肌注红茴香注射液而出现严重心律失常的病例，停药后症状消失。由上可知，红茴香的根、茎、果实均有毒，临床应用时应慎重。

四、临床应用

临床目前应用较多的红茴香注射液，是采用木兰科八角属披针叶茴香的根皮，经乙醇提取制成的灭菌水溶液。性状为绛红色澄明液体，质量稳定，进行穴位注射能够直达病所，疏通病灶经络的气血瘀滞，起到红茴香药物和穴位刺激的双重作用。穴位注射红茴香可以通过药液对穴位产生较长时间的机械性刺激，加强和延续对穴位的刺激信号；并通过红茴香药液自身的作用，加速疏通经气、散结祛瘀之功，使经脉气血畅行并正常输布于经筋、皮部，软组织从而得以濡养，局部微循环得以改善，加速渗出液的吸收，从而减少结缔组织粘连，消除无菌性炎性反应及水肿，起到消肿、散瘀、止痛、抗炎、利关节的良好功效，疾病得以痊愈。红茴香注射液镇痛作用强，在适应证选择方面，主要为慢性非特异性炎症性疼痛，对许多其他方法治疗无效的坐骨神经痛、关节痛、风湿痛、腰肌扭伤及其他新旧伤痛均有显著的疗效。现将相关报道总结如下：

（一）应用概况

1. 各类软组织损伤 龙碧波等[19]用红茴香注射液局部注射治疗软组织损伤48例，有效率100%，治愈率95.8%，显效率4.2%。结果显示，该药疗效显著，简单方便，且无毒副作用；尤其对急性损伤疗效最满意。注射部位为阿是穴——痛点或硬结中部，长肌可分别从压痛点的两端向中间斜行进针，使药物向中间浸润。如伤部面积较大，可分几次依次注射，每日1次，3次为1个疗程。注射后稍有疼痛，但1小时后自行缓解，一般不用休息。高红等[20]采用温针灸配合穴位注射红茴香注射液治疗颈椎后纵韧带骨化症20例，取$C_4 \sim C_7$夹脊穴及天柱、风池、完骨，疗效满意，总有效率100%。吴华[21]采用小剂量红茴香注射液痛点注射治疗冈上肌肌腱炎患者156例，效果满意，总有效率95.51%。祈昌喜[22]运用地塞米松加红茴香痛点注射治疗肩周炎二十余例，选患者肩背部最酸痛不适处注射，效果满意。赵欣、李岩[23]采用红茴香注射液小剂量痛点注射治疗肱骨外上髁炎478例，总有效率93.33%，疗效显著。治疗方法：以肱骨外上髁痛点处为中心消毒，于中心点用4号半针头穿刺，遇骨质后缓慢注射红茴香注射液小剂量0.5～1ml，退出针头后，针眼用棉签压迫止血，稍加按摩确认针眼无渗血后，外用纱布稍加压包扎。7天后重复治疗1次，共2次。陈俊杰等[24]用红茴香注射液穴位注射治疗腰肌劳损患者100例：腰俞穴或痛点注射，1日或隔日1次，5次为1个疗程，并以当归注射液穴位注射治疗30例患者作对照观察。结果表明，红茴香注射液对腰肌劳损有较好疗效，总显效率和总有效率分别为66.67%和90.00%。魏敏、陈强[25]用红茴香注射液肌注或痛点注射，并配合其他疗法综合治疗腰椎间盘突出症268例，收到明显效果。孙力[27]运用当归注射液6ml与红茴香注射液2ml的混合液，穴位注射患侧秩边穴或环跳穴求循经感传，治疗坐骨神经痛101例，效果较满意，总有效率98.0%。杨跃忠[26]采用推拿配合红茴香注射液局部注射治疗梨状肌损伤综合征46例，取穴秩边、环跳、居髎、委中、承山、承筋、阳陵泉、足三里、悬钟及阿是穴等，取得较好疗效，总有效率达97.8%。饶文玉[28]穴位注射当归注射液与红茴香注射液的各半混合液治疗急性期坐骨神经痛38例，其中痊愈占60.5%，显效占29%，有效占10.5%，总有效率100%。具体选穴及用药：急性原发性坐骨神经痛取环跳穴、阳陵泉穴、昆仑穴，急性继发性坐骨神经痛取痛处夹脊穴1～2个和环跳穴、阳陵泉穴、昆仑穴。当归注射液与红茴香注射液各半混合均匀，注射环跳穴、夹脊穴各4ml，阳陵泉穴、昆仑穴各2ml。坐骨神经痛同时发生在左右两侧，治疗时左右两侧交叉取穴用药。贺鹭[29]采用红外线照射配合穴位注射红茴香药液治疗坐骨神经痛60例，收到较好疗效，总有效率91.7%。具体选穴及操作方法如下：取足太阳膀胱经及足少阳胆经的环跳、承扶、殷门、风市、委中、秩边、阳陵泉、承山、悬钟、丘墟、阳交、昆仑等穴，交替使用，每次选取4穴，常规消毒后，用6号4寸心内注射针头抽取当归、红茴香药液各2ml，待针刺"得气"后，每穴注入混合药物各1ml，然后每穴再照射红外线各5~10分钟。每日或隔日治疗1次，10次为1个疗程，休息3日进行第2个疗程。曹文胜、覃永湘[30]采用红茴香和普鲁卡因穴位注射结合针刺治疗足跟痛48例，针刺取穴：以患侧压痛最著点及昆仑、太溪为主穴；配穴：足跟内侧痛加神门（对侧），足跟外侧痛加养老（对侧），足跟正中、下部痛加足跟点，牵及小腿部痛加承山（患侧）。穴位注射部位为压痛最著点，总有效率100%。

浙江省中医院、杭州市中医院等数十家医疗单位使用红茴香注射液治疗风湿病、腰肌劳损、关节伤痛、肌肉韧带伤痛等上千例，结果显示，本品治疗上述疾病总有效率高达98%以上，明显高于对照组（临床同设布洛芬、消炎痛、当归注射液等为对照组）（图4-3，图4-4）。

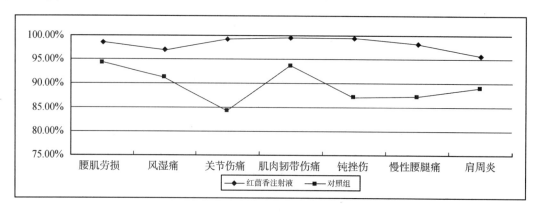

图4-3 红茴香注射液治疗各类疾病总有效率比较

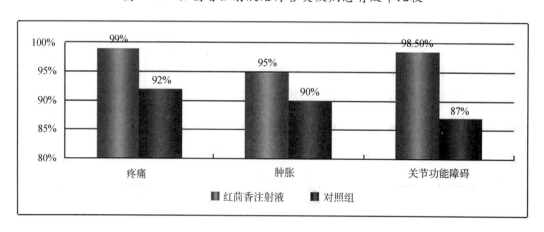

图4-4 红茴香注射液改善各种症状有效率

浙江省中医院、杭州市中医院、杭州红十字医院等三家医院于1999年5月~2000年2月对红茴香注射液治疗中医证属"气滞血瘀证"或"血虚寒凝证"的腰肌劳损、关节或肌肉韧带伤痛及风湿痛的临床疗效及其安全性进行临床观察。本项验证采用随机对照和开放性临床试验设计，共入选病例420例，其中治疗组120例、对照组120例、开放组 180 例。治疗组和开放组采用红茴香注射液治疗，对照组采用当归注射液治疗。见表 4 - 3。

表 4 - 3　红茴香注射液临床验证结果

分组	临床治愈	显效	有效	无效	总显效率
治疗组（$n=120$）	58（48.33%）	49（40.83%）	12（10.00%）	1（0.83%）	89.17%
开放组（$n=180$）	82（45.56%）	72（40.00%）	21（11.67%）	5（2.78%）	85.56%
对照组（$n=120$）	26（21.67%）	37（30.83%）	43（35.83%）	14（11.67%）	52.50%

治疗组、开放组、治疗加开放组综合疗效分别与对照组比较，经 Ridit 检验，有显著差异。

安全性检查结果表明：全部受试病例在注射红茴香注射液治疗过程中和治疗后均未出现恶心、呕吐及其他不良反应；治疗组的部分病例于治疗前后分别做血、尿、大便常规，肝、肾功能，心电图检查均未见异常改变。

2. 类风湿性关节炎、风湿性关节炎　张飞文[31] 报道了对于治疗顽固性类风湿性关节炎患者，可采取先用红茴香注射液与当归注射液及 2% 利多卡因进行穴位封闭注射，后行隔姜灸的方法。朴光男等[32] 采用红茴香注射液穴位注射治疗 30 例风湿性关节炎患者，取得了良好疗效。

（二）临床应用病例摘录

1. 软组织损伤[19]

【一般资料】48 例患者，男性 36 例、女性 12 例，年龄最小 14 岁、最大 48 岁，病程最短者为 1 天、最长者达 2 年。损伤部位：肩部 7 例，肘部 5 例，腰部 6 例，膝部 3 例，踝部 13 例，腕部 3 例，大腿 11 例。

【治疗方法】选用红茴香注射液，每支 2ml。根据损伤部位的大小，一般用量为 2ml。在局部常规消毒后，将药注入损伤局部，为减轻疼痛，可加等量生理盐水或注射用水稀释再用。将药物注射到阿是穴（痛点）或硬结中部，长肌可分别从压痛点的两端向中间斜行进针，使药物向中间浸润。如伤部面积较大，可分几次依次注射。每日 1 次，3 次为 1 个疗程。

【治疗结果】48 例病例中，全部有效，有效率 100%。其中治愈 46 例，治愈率为 95.8%；显效 2 例，显效率为 4.2%。其病程越短，疗效越快，病程长者则反之。

2. 颈椎后纵韧带骨化症[20]

【一般资料】王某，男，56 岁，干部。2005 年 5 月 10 日初诊。右上肢麻胀、手指活动不利 2 年，并逐步加重，近 3 个月且双下肢重胀。查右侧臂丛神经牵拉试验阳性。颈椎侧位 X 光片示混合型后纵韧带骨化。CT 片示后纵韧带骨化并椎管狭窄。椎管狭窄率为 26.7%。诊断为颈椎后纵韧带骨化症。

【治疗方法】温针灸配合穴位注射红茴香注射液。

温针灸法：患者取俯伏位，医者站立于患者左侧，取 $C_4 \sim C_7$ 夹脊穴及天柱、风池、完骨，常规消毒后，用 28 号 1.5 寸毫针直刺 0.8 ~ 1 寸，得气后捻转 5 秒钟。除了需温针灸以外，均留针约 20 分钟出针。需温针灸的穴位即上穴中每次选取其一（左右双侧），于针柄末端套置 1.5cm 长的艾炷，在近穴位端点燃，连灸 2 炷。待艾炷燃尽、针柄冷却，小心除去艾炷灰烬，出针。

穴位注射：取温针灸后穴位，常规消毒，用 2ml 一次性注射器抽取红茴香注射液，以 5 号针头刺入穴位，得气并回抽无血后注入药液 1ml。

以上温针灸及注射药液的穴位每次交替选取。每日 1 次，10 次为 1 个疗程。3 个疗程后判定疗效，每两个疗程之间休息 5 日。

【治疗结果】该患者按上述方法治疗 3 个疗程后，症状消失，随访 1 年未复发。

3. 冈上肌肌腱炎[21]

【一般资料】冈上肌肌腱炎患者 256 例，病例年龄 20 岁以上，符合肩部外侧渐进性疼痛、活动受限，肱骨大结节处或肩峰下有明显压痛，肩关节外展 60°～120°出现"疼痛弧"。16 例摄肩关节 X 线有冈上肌肌腱钙化。实验室检查血常规、血沉正常。256 例按用药不同分为两组：观察组 156 例，男 102 例、女 54 例，年龄 20～71 岁，平均 44 岁；对照组 100 例，男 78 例、女 22 例，年龄 24～69 岁，平均 47 岁。两组一般情况差异无统计学意义，具有可比性。

【治疗方法】观察组用小剂量红茴香注射液 1ml 在冈上肌肌腱痛点处用 4.5 号针头穿刺，遇骨质后缓慢注射，退出针头后，针眼用棉签压迫止血，稍加按摩确认针眼无渗血后，外用纱布稍加压包扎，注射后保持原体位 10 分钟。7 天后重复治疗 1 次，共 2 次。对照组用得宝松注射液（Dipmspan）1ml＋2% 利多卡因 5ml 共配制成 6ml 的治疗量，痛点注射，每周 1 次。治疗期间通过电话、门诊填表方式随访，交代康复方法，3 个月后进行疗效评定和不良反应记录。

【治疗结果】经 1～3 个疗程治疗，痊愈 85 例，显效 31 例，有效 33 例，无效 7 例，总有效率 95.51%。与对照组相比，红茴香注射液痛点注射治疗组与对照组差异有统计学意义，患者的疗程明显缩短，均无感染等并发症发生。

4. 肱骨外上髁炎[23]

【一般资料】患者 478 例，男 278 例、女 200 例，年龄 20～81 岁，平均 45.6 岁，病程 1 天～5 年。患者均有肘关节外侧疼痛，肱骨外上髁处局限性压痛。前臂伸肌牵拉试验（Mills 征）阳性。实验室检查血常规、血沉正常，X 线片未见骨骼异常。随机分成两组，红茴香注射液治疗组 300 例，曲安奈德联合利多卡因为对照组 178 例。两组性别、年龄、症状、体征差异无显著性。

【治疗方法】以肱骨外上髁痛点处为中心消毒，于中心点用 4 号半针头穿刺，遇骨质后缓慢注射红茴香注射液小剂量 0.5～1ml，退出针头后，针眼用棉签压迫止血，稍加按摩确认针眼无渗血后，外用纱布稍加压包扎。7 天后重复治疗 1 次，共 2 次。对照组曲安奈德联合利多卡因 2ml，每周 1 次，痛点注射。患者均通过电话、门诊填表方式随访，3 个月后进行疗效评定和不良反应记录。

【治疗结果】红茴香注射液治疗组疼痛握力恢复平均起效时间 1 天，总有效率达 93.33%，对组照总有效率 88.76%。经统计学处理，两组总有效率差异无统计学意义。两组在治疗中均未发生明显药物不良反应。

5. 腰肌劳损[24]

【一般资料】130 例患者随机被分为红茴香注射液治疗组 100 例（简称治疗组），当归注射液治疗组（简称对照组）30 例。治疗组 100 例中，男 45 例、女 55 例，年龄 18～65 岁，平均 41.88 岁。对照组 30 例中，男 16 例、女 14 例，年龄 16～65 岁，平均 41.67 岁。统计学处理表明，两组间性别、年龄分布无显著性差异。130 例均符合以下诊断标准：①典型的一侧或两侧腰肌疼痛症状；②有反复发作史；③排除肾病、肿瘤、腰骶骨关节疾患及妇科的月经不调、妊娠等而致的腰痛症状者。

【治疗方法】治疗组 100 例，采用红茴香注射液，规格 2ml/支，行腰俞穴或痛点注射，1 日或隔日 1 次，5 次为 1 个疗程。若 1 个疗程无效者，判为无效。治疗时不能将药液注入关节腔或骨膜内。对照组 30 例用当归注射液，规格 2ml/支，治疗方法同治疗组。

【治疗结果】治疗组和对照组均经治疗 2 个疗程后统计疗效。治疗组 100 例中，临床治愈 50 例，显效 40 例，有效 10 例，总显效率和总有效率分别为 90.00% 和 100.00%。对照组 30 例中，临床治愈 13 例，显效 7 例，有效 7 例，无效 3 例，总显效率和总有效率分别为 66.67% 和 90.00%。经统计学处理，治疗组疗效优于对照组。治疗前后检查血常规、肝功能、肾功能、尿常规、大便常规和心电图均未见明显异常。

6. 腰椎间盘突出症[25]

【一般资料】患者 264 例，其中男 208 例、女 56 例，年龄 16～72 岁，平均 44 岁，病程 1 个月～30 年，均以腰腿痛为主要症状。

【治疗方法】红茴香注射液综合疗法，包括腰椎牵引、推拿、卧硬板床休息、腰椎固定。急慢性腰腿痛急性期症状较为严重，如果血象高于正常，可先采用抗生素治疗，而后选用红茴香注射液 2ml 加生理盐水 2ml 肌注或痛点注射。每 5 天 1 个疗程，2～3 个疗程后进行随访。

【治疗结果】显效 198 例，有效 48 例，无效 18 例，镇痛有效率 95%。

7. 梨状肌损伤综合征[26]

【一般资料】陈某，男，38 岁，搬运工人，1996 年 3 月 20 日就诊。主诉：右臀部及右下肢"困痛"，行走困难 20 天。患者诉 20 天前因弯腰并蹲位扛重物"扭伤"腰臀部，出现右侧臀部疼痛伴右下肢放射痛。在某院按"坐骨神经痛"治疗未见好转。检查：走路跛行；腰椎顺列尚可，棘旁无压痛和放射痛；右侧臀大肌轻度萎缩，梨状肌体表投影处可触及条索样隆起、压痛明显且向下肢放射（以小腿外侧明显）；直腿抬高试验右 0°、左 60°，右侧梨状肌紧张试验阳性。诊断：右侧梨状肌损伤综合征。

【治疗方法】推拿配合红茴香注射液局部注射。

推拿手法：治疗前首先要明确梨状肌体表定位，一

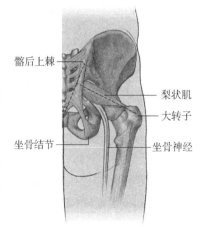

图 4-5 梨状肌体表投影

般在髂后上棘至尾骨尖作一连线，在距髂后上棘3cm处的连线上作一标点，该点至股骨大转子的连线，即为梨状肌的体表投影（图4-5）。取穴秩边、环跳、居髎、委中、承山、承筋、阳陵泉、足三里、悬钟及阿是穴等。首先，用点按法点按以上各穴，每穴点按1分钟左右，可起到疏通经络、理气止痛的作用；其次，采用㩆法、掌根揉法，自腰臀部施术至患侧下肢，操作臀部时可配合患侧髋关节做被动内外旋转活动，反复施术数遍；再用拿捏法，拿捏患侧跟腱及下肢数遍；然后，在梨状肌体表投影处，触摸到条索状隆起或弥漫性肿胀的肌腹，沿肌纤维垂直方向做弹拨手法数遍；再以一拇指顺肌纤维方向向上牵，另一拇指按压疏顺肌纤维于原位，当指下已感到肌束平复时，用拇指指腹深压病变部位不动约10秒钟。可反复操作数遍，达到解痉、整复、镇痛的目的。最后，可行患侧下肢抖法结束。手法推拿每天1次，10次为1个疗程。

红苘香注射液局部注射治疗：在梨状肌体表投影处经手法检查，确定损伤的梨状肌肌腹的部位，并在皮肤上标记穿刺点。常规皮肤消毒后，抽取红苘香注射液2ml，用封闭针头（7号）在穿刺点直刺，穿透皮肤、皮下组织、臀大肌，再继续深入，当针尖似进入豆腐样感觉的组织时即进入梨状肌肌腹，固定针体，注入药液，可沿梨状肌走行方向浸润。每次注射红苘香注射液2ml，隔日1次，5次为1个疗程。

【治疗结果】该患者经上述手法治疗4次，红苘香注射2次后痊愈。

备注：一般注射红苘香注射液后，疼痛会反而加剧，至第2次注射时即可缓解。据观察，疼痛加剧反应越大，疗效越佳。

8. 坐骨神经痛[27]

【一般资料】李某，男，42岁，干部。1994年1月5日就诊。主诉：左下肢阵发性抽搐样冷痛3天。病史：3日前无明显诱因出现右下肢疼痛，活动不利，行走困难。在某县医院诊断为"坐骨神经炎"，给予封闭治疗，效果不明显。查体：$L_4 \sim S_1$ 椎旁压痛，右环跳穴处压痛明显，直腿抬高试验右40°、左90°，大脚趾背伸、跖屈力右侧略减弱，膝腱反射右侧减弱，跟腱反射正常。X线检查：腰椎正侧位片示 L_5 椎骶化，L_4 椎体下缘有 Schmorl's 结节影。西医诊断为根性坐骨神经痛。

【治疗方法】取当归注射液6ml与红苘香注射液2ml的混合液。令患者取侧卧位或俯卧位。局部皮肤消毒后，用10ml注射器、7号注射针头吸入药液，然后换5.5号封闭长针，快速将针刺入患侧环跳穴，当患者诉有酸、麻、胀等感觉向下传导至足，回抽无血即可缓慢推注（此时患者多诉有冷感或热感向下肢传导）。待药液推完后退针，用消毒敷料轻压针孔数分钟。每日或隔日1次，10次为1个疗程，休息3天后继续下1个疗程。

【治疗结果】治疗1次后，患者诉疼痛较前减轻。连续治疗6次后，患者疼痛已明显减轻，唯右下肢仍有酸困不适感。治疗改为隔日1次，又治疗4次后患者疼痛完全消失，行走活动如常。查体：直腿抬高试验双侧均90°，大脚趾背伸、跖屈力双侧对称正常。

9. 足跟痛[30]

【一般资料】48例患者均经骨伤科检查确诊，同时经X线摄片排除跟骨骨折、骨结核。其中男21例、女27例，病程18天~13年，左足19例、右足26例、双足3例。

【治疗方法】针刺配合穴位注射，针刺出针后选取最痛点，常规消毒，用5ml注射器

4~5号针头抽取红茴香注射液 2ml 和 0.5% 普鲁卡因注射液 1ml，采用斜刺法，将针头快速刺入所需部位皮下，有针感后回抽无血，将药物缓慢注入。隔日 1 次，5 次为 1 个疗程，疗程间隔 3~5 天。

【治疗结果】足跟疼痛消失，无压痛，活动正常，恢复正常生活者 23 例；足跟疼痛基本消失，但长时间行走有轻度疼痛者 25 例，总有效率 100%。

10. 伤痛[33]

【一般资料】各种伤痛患者共 23 例，男 17 例、女 6 例，年龄 33~76 岁，平均 47.3 岁，病程 1 天~2 年。其中颈椎病引起肩背痛 3 例，肩关节肌腱损伤 1 例，腰肌急慢性损伤 5 例，肱骨外上髁炎性反应 5 例，腰椎压缩性骨折 3 例，腰椎间盘突出症 4 例，椎管狭窄症 2 例。所有患者血常规正常，抗"O"阴性。

【治疗方法】选用红茴香注射液 1ml、复方当归注射液 2ml，对腰腿痛患者采用两者混合肌内注射，1 次/天，6 天为 1 个疗程；对肩背痛、肩关节肌腱损伤痛采用混合液痛点注射，选择压痛最明显处为注射点，消毒皮肤后入针，入至患者有酸痛感时开始缓慢注射药液，拔针后棉签压迫针眼片刻无渗血即可，若仍有疼痛 3 天后重复治疗 1 次，最多 3 次。对肱骨外上髁炎则采用单一红茴香小剂量痛点注射，以肱骨外上髁痛点为中心消毒，于压痛点最明显处用 4 号半针头穿刺，患者觉酸痛、麻痛时或遇到骨质后缓慢注射红茴香注射液 0.5~1ml，视患者对疼痛耐受程度决定剂量，需边注射边问患者情况，因红茴香注射液注射过快可引起剧烈疼痛，难以忍受者可以稍停止注射，待疼痛减轻再继续注射剩下药液，或者立即拔针，用棉签压迫针眼至无渗血为止。一名患者在注射过程中出现头晕、呕吐（当时该患者饮酒后进行治疗），其他未见类似反应。患者一般注射完后宜观察 10~30 分钟为好，以免出现其他不适。

【治疗结果】经过 1~2 个疗程后，疼痛完全缓解或明显好转 21 例（总有效率 91.3%）；无明显改善 2 例，为腰椎间盘突出症患者，后采取手术治疗。

11. 肩周炎[34]

【一般资料】38 例患者中年龄最小的 34 岁、最大的 63 岁，其中男性 16 例、女性 22 例，病程最长达 4 年、最短 2 个月，平均 2 年。所有病例均为单肩发病，左肩 11 例、右肩 27 例。

【治疗方法】取穴患侧肩前、肩髃、肩贞、肩外俞。红茴香注射液 1ml，当归注射液 2ml，维生素 B_{12} 注射液 1ml，利多卡因注射液 1ml 混合。常规皮肤消毒后，进行穴位注射，取肩前穴时，应由下往上呈约 45° 角进针，其他穴位垂直刺入，回抽无血后注入药液，严禁将药物注入血管及关节腔内。每日 1 次，每穴约 1ml，7 天为 1 个疗程。

【治疗结果】1 个疗程内治愈 30 例，治愈率 78.9%；好转 6 例，有效率 15.8%。2 例 2 个疗程内全部治愈，治愈率 100%。

12. 肘关节挫伤

患者张某，男性，35 岁，工人。左肘关节挫伤。体检：体温 36.8℃，心率 75 次/分，血压 115/70mmHg，呼吸 19 次/分，舌质淡，苔薄白，脉弦细。西医诊断为"左肘关节挫伤"，中医诊断为"气滞血瘀证"。给予红茴香注射液局部痛点注射治疗，每次 2ml，每日

1 次。连续治疗 5 天后诸症消失，症状积分从 7 分降至 0 分，告临床治愈。治疗期间未出现不良反应。

13. 腰肌劳损

患者许某，女性，50 岁，职工。腰肌劳损。体检：心率 76 次/分，血压 130/70mmHg，呼吸 16 次/分，舌红，苔薄黄，脉弦。西医诊断为"腰肌劳损"，中医诊断为"血虚寒凝证"。给予红茴香注射液腰俞穴注射治疗，每次 2ml，每日 1 次，连续治疗 6 天后诸症消失，症状积分从 7 分降至 0 分，告临床治愈。治疗期间未出现不良反应。

患者张某，女性，42 岁，工人。腰部酸痛伴下坠感 2 年余，加重 1 月余就诊。体检：生命体征正常，双侧骶棘肌压痛阳性、叩击痛阴性，叩击反有舒适感。双下肢无神经症状，直腿抬高试验阴性。舌质淡，苔薄白，脉弦紧。西医诊断：腰肌劳损。中医辨证：血瘀寒凝型。给予红茴香注射液腰部腰俞穴注射治疗，每次 2ml，隔日 1 次。同时指导患者进行腰背肌功能锻炼。连续治疗 7 次后，症状基本消失，症状积分从 6 分降至 0 分。治疗期间未出现明显不良反应。

14. 急性腰扭伤

患者王某，男性，34 岁，工人。腰部扭伤疼痛、活动不利 1 天来诊。体检：神志清，痛苦貌，生命体征正常，两侧骶棘肌紧张，L_4、L_5 水平腰肌压痛明显，无下肢放射痛，直腿抬高试验阴性。舌质淡，苔薄白，脉弦。西医诊断：急性腰扭伤。中医辨证：气滞血瘀型。给予红茴香注射液腰部压痛点注射治疗，每次 2ml，1 日 1 次。嘱卧硬板床休息。连续治疗 5 次后，症状完全消失，症状积分从 6 分降至 0 分。治疗期间未出现明显不良反应。

（三）中毒报道

红茴香为有毒性作用的植物，口服有引起癫痫的报道。此外，亦有红茴香注射液引起心率失常的报道。现将临床上有关案例摘录如下：

1. 致癫痫[35]

例 1：患者男性，53 岁。于 1982 年 1 月 15 日下午因腰痛服用红茴香根皮粉 1 包（约 15g），15 分钟后感头昏、恶心、四肢发冷，渐趋昏迷，旋即出现阵挛性四肢抽搐，酷似癫痫样发作，于半小时后急诊入院。查体：血压 130/90mmHg，脉搏 116 次/分，呼吸 28 次/分，神志不清，瞳孔两侧等大对称、对光反应迟钝，颈轻度抵抗，心肺阴性，四肢肌张力升高，腱反射亢进。入院后立即洗胃、导泻、给氧、输液和静注甘露醇，应用镇静剂及细胞活化剂等药物。当晚癫痫样发作次数减少，翌晨患者神志转清，1 周后痊愈出院。

例 2：患者男性，23 岁。因劳累后感腰部酸胀不适，自用鲜红茴香根皮约 50g 加白酒煎服约 300ml，于 20 分钟后，感觉有头晕并相继出现呕吐、躁动不安、牙关紧闭，并反复出现癫痫样发作，于中毒 4 小时后急诊入院。查体：血压 120/70mmHg，脉搏 80 次/分，呼吸 20 次/分，神志不清，两侧瞳孔对称等大约 0.4cm，呼吸平稳，颈无抵抗，心肺阴性，四肢肌张力升高，病理反射阴性。入院后当即给予洗胃、导泻、给氧，并应用镇静剂、能量合剂及抗生素等。在当天上午患者神志转清，癫痫样发作得到控制，经继续对症处理后，于第 3 天痊愈出院。

例3：患者女性，59 岁。外伤后腰部疼痛难忍，自用鲜红茴香根皮 150g 煎服约 500ml，服药后不到 1 刻钟即出现头昏、恶心呕吐，逐渐人事不省，癫痫样抽搐频繁发作。在当地医院洗胃后转来本院。入院时查体神志不清，瞳孔 0.2cm、两侧等大对称，颈软，心率 120 次/分，两肺阴性，腹肌软，四肢肌张力升高并可见肌肉抽动。经输液、注射镇静剂和脱水剂及采用中药甘草汤灌服等措施。2 天后神志恢复正常，未再见有癫痫样发作，4 天后痊愈出院。

例4：患者男性，25 岁，系例 3 患者之子，因外伤服用红茴香煎剂第 2 汁（第 1 汁为其母所服），约 500ml。二十多分钟后出现神志模糊、癫痫样阵挛性抽搐连续发作，其症状与其母相似，在当地卫生院洗胃后转来我院。经甘草汤灌服、输液及应用镇静剂后，癫痫样发作明显减少，神志逐渐恢复正常，与其母同时出院。

2. 致心律失常[36]

例1：男，67 岁，农民，因右下肢疼痛、行走困难 1 周于 1998 年 11 月 24 日就诊。查体：神清，脑神经阴性，颈软，心肺阴性，腹软，肝脾肋下未及，右下肢活动受限，右足背外侧与小腿外侧皮肤感觉轻度减退，右踝反射消失，腘窝区有压痛，右侧直腿抬高试验阳性。诊断为坐骨神经痛。给予红茴香针剂 1 支，肌内注射，日 1 次，辅以针灸推拿。次日患者复诊，诉胸闷、心悸，查心电图示：频发室性早搏。即停用红茴香针剂，应用抗心律失常药，留院观察，再次复查心电图正常。如此心电图连续 3 天正常，在此期间不再用抗心律失常药。

例2：女，30 岁，教师，因口角歪斜 3 天就诊。查体：右额纹消失，不能皱眉，右眼闭合不能，口角左偏，右鼻唇沟浅，右颊不能鼓气。1999 年 1 月 17 日就诊，诊断为面神经炎。给予维生素、激素口服及红茴香针剂 1 支，肌内注射，日 1 次。2 天后患者出现胸闷、心悸，心电图示：频发室性早搏。即停用红茴香针剂，胸闷、心悸症状在停药 36 小时后缓解，心电图复查正常。在此期间未用任何抗心律失常药（此例用于面瘫患者，非药品适应证）。

红茴香注射液的应用一般比较安全，其毒理研究未见对实验动物有明显损伤（参见扩展阅读），但有临床报道指出其中毒时可主要表现为以下三大系统症状：①神经系统：头晕，昏迷，烦躁不安，神志恍惚，阵发性抽搐，瞳孔两侧不等大；②消化系统：恶心呕吐，呕血；③心血管系统：心率加快，频发期前收缩等临床症状[37]。故临床工作者使用本药时务必参照使用说明书，正确掌握剂量，应用后密切观察。如发现患者有不良反应立即停止使用，并及时给予对症治疗。

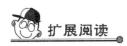 **扩展阅读**

红茴香注射液毒性研究[14]

红茴香注射液（根皮，10%）的半数致死量为 70ml/kg（小白鼠，腹腔注射），其平均可信限为（70±5.5）ml/kg（$P=0.95$）。安全试验：对小白鼠按体重折算，以相当于 200 倍人用剂量的 5% 红茴香注射液 8ml/kg，腹腔注射，除出现扭体反应外，未见其他反应；对家兔给以成人临床常用量的 125 倍，5ml/kg，由耳缘静脉推注，除该静脉呈青紫外，未见异常。对其余实验动物的血象（血红蛋白、红细胞计数、白细胞计数及分类）、肝功能（麝香草酚浊度、硫酸锌浊度、谷丙转氨酶和电泳蛋白）、肾功能（尿素氮）和心电图检查，用药前后对比，都属正常范围。

第二节　当归注射液

当归是伞形科植物当归 Angelica sinensis （Oliv.） Diels 的干燥根。当归，又名干归、马尾当归、马尾归、云归、西当归、岷当归、金当归、涵归尾、土当归等。当归为多年生草本植物，茎带紫色。基生叶及茎下部叶卵形，2~3 回三出或羽状全裂，最终裂片卵形或卵状披针形，3 浅裂，叶脉及边缘有白色细毛；叶柄有大叶鞘；茎上部叶羽状分裂。复伞形花序；伞幅 9~13；小总苞片 2~4；花梗 12~36，密生细柔毛；花白色。双悬果椭圆形，侧棱有翅。花果期 7~9 月。生于高寒多雨山区，在中国分布于甘肃、云南、四川、青海、陕西、湖南、湖北、贵州等地，各地均有栽培。

当归注射液是由传统中药当归研制而成的一种中药制剂，用于治疗心脑血管疾病，颈肩腰腿疼等骨骼、肌肉、关节疼痛，疗效确切，毒副作用少，得到社会广泛认可。

本节将主要从当归的品种考证、化学成分、药理作用和临床应用 4 个方面介绍当归的研究与应用情况。

一、品种考证

当归药用历史悠久，历代本草均有记载，为医家常用，素有"十方九归"之称。当归始载于《神农本草经》，谓"当归味温，主呃逆上气"，被列为中品。《名医别录》记载："当归生陇西川谷，二月、八月采根阴干。"明代《本草纲目》谓："以秦归头圆尾多色紫气香肥润者，名马尾归，最胜他处。"当归根略呈圆柱状，下部有支根 3~5 条或更多，长 15~25cm。表面黄棕色至棕褐色，具纵皱纹及横长皮孔样突起。质柔韧，有浓郁的香气。秋末采挖，除去芦头、须根，待水分稍行蒸发后按大小粗细分别捆成小把，用微火缓缓熏干或用硫黄烟熏。切片生用，或经酒拌、酒炒用。当归甘、辛，温，归肝、心、脾经。当归收载于 2005 年版《中华人民共和国药典》，其功能主治为补血活血、调经止痛、润肠通便，用于血虚萎黄、眩晕心悸、月经不调、肠燥便秘、风湿痹痛等病症。

二、化学成分[38]

（一）当归的生物活性成分

当归精油的中性成分主要为藁本内酯、正丁烯基内酯、α - 蒎烯、月桂烯、β - 罗勒烯、别罗勒烯、6 - 正丁基环庚二烯 - 1，4，2 - 三甲基十二烷酮、苯乙烯、β - 甜没药烯、菖蒲二烯、异菖蒲二烯、正丁基四氢化内酯、5 - 二环揽烯等；当归精油的酸性成分主要包括樟脑酸、茴香酸、壬二酸、邻苯二甲酸、肉豆蔻酸、癸二酸等；当归油的酸性成分主要有苯酚、邻甲苯酚、对甲苯酚、愈创木酚、2，3 - 二甲苯酚、对乙苯酚、间乙苯酚、

4-乙基间苯二酚、2，4-二羟基苯乙酮、香荆芥酚、异丁香酚、香草醛等。另有报道，当归精油中含正十二烷醇和佛手柑内酯。当归尚含 23 种微量元素：钾、钠、钙、镁、铝、硅、磷、铁、锰、镍、铜、锌、砷、钼、锡和硼等，有 16 种为人体必需。此外当归还含有维生素 A、磷脂、维生素 B_{12} 等物质。

近年来对当归中香豆素成分的研究越来越多，从重毛齿当归根及根茎中分得 19 种 6-或 8-脂代-7—氧香豆素和 13 种二氢呋喃香豆素衍生物。从大当归根中分离出 7 个已知香豆素，对 P-388 细胞株具有显著的细胞毒活性；从滨海当归中分离出 2 个角型呋喃香豆素及 3 个线型呋喃香豆素。当归中还含有黄酮类化合物，从滨海当归中分离出 3 个查尔酮衍生物，分离出的黄酮苷有木犀草素-7-O-β-D-葡萄糖苷以及木犀草素-7-O-芦丁糖苷。

（二）当归中有机酸类化合物的生物活性

1. 抑制血小板聚集作用 当归水剂在试管内浓度为 200~500mg/ml、阿魏酸浓度为 0.4~0.6mg/ml 时抑制 ADP 和胶原诱导的大鼠血小板聚集。当归注射液可强烈抑制猪血小板膜磷脂酰肌醇磷酸化。当归可能通过下列途径发挥其药理作用：细胞吸收了当归注射液的有效成分后，通过抑制 PI 激酶的活性从而抑制 PI 向 PIP 的转化。PIP 生成的减少直接和间接导致了 PIP2、IP3、DG 等第二信使的减少，从而抑制血小板聚集。

2. 抗血栓作用 当归水剂静脉注射或口服对大鼠静脉旁路血栓形成有明显抑制作用。当归及其阿魏酸钠有明显的抗血栓作用。大鼠实验表明，当归可使血栓干重显著减少。其作用途径可能是通过降低血浆纤维蛋白原浓度，增加细胞表面电荷，从而促进细胞解聚，降低血液黏度。

3. 对造血系统的影响 当归的水溶性部分含阿魏酸，具有增加血流量、改善骨髓微环境的功能。用铷-86 摄取示踪法证实，当归及其成分阿魏酸等可使小鼠心肌营养血流量增加。阿魏酸钠可明显降低补体溶血，抑制补体 3b（C3b）与红细胞膜的结合；对补体激活及红细胞变性无影响。

4. 抗氧化和清除自由基的作用 当归对脑缺氧、缺血后再灌注脑组织脂质过氧化物增多有明显的抑制作用。所含的阿魏酸能直接减少 H_2O_2 含量，并与膜磷脂酰乙醇胺结合，通过直接消除自由基、抑制氧化反应和自由基反应等拮抗自由基对组织的损害。

（三）当归多糖的生物活性

1. 对造血系统的影响 实验表明，当归多糖对造血干细胞和造血祖细胞的增殖分化存在显著的促进作用。其作用途径可能是通过保护和改善对造血细胞的增殖、分化、成熟和释放起重要调控作用的造血微环境，直接或间接地诱导并激活造血微环境中的巨噬细胞、成纤维细胞、淋巴细胞等。

2. 抗肿瘤作用 当归总多糖对于小鼠移植性肿瘤有抑制作用，副作用较少，适合长期用药。如将当归多糖与某些化学药物联合应用，可望在治疗上起到协同作用，并能减轻化疗药物的副作用。研究表明，腹腔注射当归多糖后能延长腹腔接种艾氏腹水癌细胞小鼠的生存时间。有报道表明，若当归多糖与巨噬细胞激活因子同时存在，激活的巨噬细胞可表现对 EL-4 白血病细胞的溶细胞作用。但目前还不清楚当归多糖的抗肿瘤活性是否与体内介导干扰素的产生、激活巨噬细胞或自然杀伤细胞有关。

3. 抗辐射作用　当归多糖对造血干细胞的放射敏感性影响较小，它通过影响小鼠脾脏内源性造血灶的形成，促进造血干细胞的功能恢复，从而起到防止照射后效应的作用。有实验证明，当归注射液腹腔用药对辐射损伤的小鼠脾淋巴细胞增殖具有刺激作用，表明当归注射液腹腔用药具有抗辐射作用。

4. 对免疫功能的影响　当归及其多种活性成分对机体有多重免疫调节功能。当归多糖能显著提高单核吞噬细胞系统的吞噬功能，激活淋巴产生抗体和促进溶菌酶的产生；还可明显增强小鼠的红细胞黏附功能以及促进 IL－2 的功能，减轻强的松龙引起的免疫抑制，并能拮抗强的松引起的外周血白细胞减少。当归热水提取物的非透析部分使抗体细胞数目明显增加，是多元性系 β 细胞活化剂（PAB），在抗体产生体系起着佐剂的作用。当归注射液能拮抗环磷酰胺对小鼠巨噬细胞吞噬鸡红细胞的抑制作用，激活淋巴细胞产生抗体，使小鼠血清溶菌酶含量升高。

三、药理作用

（一）对血液及造血系统的作用

当归具有促进造血功能的作用，因此当归常作为补血中药使用。当归中多糖成分具有促进血红蛋白及红细胞生成的作用，研究发现当归多糖对苯肼和射线辐射所致骨髓抑制－贫血小鼠的红细胞、血红蛋白、白细胞和股骨有核细胞数的恢复均有显著促进作用。当归多糖能显著刺激多能造血干细胞（CFU－S）的增殖，并能促进红细胞分化。用小鼠体内扩散盒法证明当归多糖能明显升高小鼠粒、单系祖细胞（GM－CFU－D）和晚期红系祖细胞（CFU－E）的产率，并证明当归多糖刺激 CFU－GM 增殖和分化的作用体内有效而体外无效；而在制备小鼠肌浸液和腹腔巨噬细胞培养上清液时，当归多糖在体外培养体系则未见明显效果。因此认为当归多糖是通过间接作用于小鼠肌肉组织细胞和腹腔巨噬细胞而发挥引起 CSF 活性增强的作用。

当归水煎剂对胶原和二磷酸腺苷诱导的大鼠血小板聚集具有抑制作用，特别能较强抑制由胶原诱导的血小板聚集，对由花生四烯酸诱导的家兔血小板聚集的强弱顺序为正丁烯基苯酞＞藁本内酯＞阿魏酸。当归水浸膏提取成分中的 5－羟基呋喃甲醛对胶原诱导的血小板聚集亦有抑制作用。

（二）对心血管系统的作用

当归对增加心脏血液供应、降低心肌耗氧量有一定作用。近年来研究发现，当归对保护心肌细胞有较明显的作用。利用模拟心肌细胞缺糖缺氧的方法，证实了当归能保护培养心肌细胞免受缺氧引起的损伤，认为其机理可能是通过稳定缺糖缺氧心肌细胞膜，保护线粒体及溶酶体的功能，增加抗缺氧能力，保护心肌细胞，减轻细胞损伤程度。此外，当归还能减慢心肌细胞团搏动频率，降低耗氧量，减轻心肌损伤，保护心肌细胞缺氧性损伤。

当归粉可降低 C/P 值，保护实验性动脉粥样硬化病变。采用对麻醉犬的体表心电图或心外膜心电图监测法和心肌标本染色法，得知当归注射液在静脉点滴后可缩小心肌梗死范围。实验表明，口服当归粉可降低大鼠及家兔实验性高血脂，其降血脂作用并非是阻碍胆固醇的吸收：含5%当归粉的食物及相当于此量的当归油及其提取物，对实验性动脉硬化大鼠病变主动脉有一定的保护作用。当归及其成分阿魏酸的抗氧化和自由基清除作用可有效保护血管内膜不受损伤，使脂质在动脉壁的出入保持动态平衡，同时也可阻止血小板黏附和聚集于血管壁上，其降胆固醇作用可抑制脂质沉积于血管壁，其抗血小板聚集作用又可阻止附壁血栓的形成，此三种药理作用相互协调，共同产生抗动脉粥样硬化的作用。动脉粥样硬化形成的关键因素之一是血管平滑肌细胞（SMC）的增殖，近来研究发现，氧自由基能明显增强血管平滑肌细胞的 SIS 基因表达，促进 SMC 增殖。当归提取液可通过增加超氧化物歧化酶（SOD）活性，降低脂质过氧化物水平，升高 PCI2、cAMP 水平，从而抑制 SMC 增殖，改善动脉粥样硬化。

（三）对免疫功能的影响

当归多糖能使单核巨噬细胞系统的吞噬功能增强，增强皮质激素所致的免疫抑制作用，可明显增强小鼠对牛血清蛋白诱导的迟发型超敏反应性，减轻强的松龙引起的免疫抑制，并对强的松引起的外周血白细胞减少具有拮抗作用。当归热水提取物的非透析部分可明显增加抗体细胞数目，是多元性系细胞活化剂（PAB），在抗体产生体系起着佐剂的作用。当归注射液对环磷酰胺对小鼠巨噬细胞吞噬鸡红细胞的抑制可产生拮抗作用，激活淋巴细胞产生抗体，使小鼠血清溶菌酶含量升高。当归总酸可促进特异性抗体的产生，中性油则明显抑制抗体的产生。当归根提取液可提高日本血吸虫感染小鼠肝组织内特异性抗体水平，并减弱虫卵肉芽肿病变，而且还能降低血卵抗原水平。当归及其成分阿魏酸可轻微活化小鼠脾淋巴细胞，促进脾淋巴细胞的增殖，亦可明显促进 ConA 诱导的小鼠脾淋巴细胞的 DNA 和蛋白质的合成，对 IL－2 的产生也有增强作用。

（四）抗炎和镇痛作用

当归可显著抑制由多种致炎剂引起的急性毛细血管通透性增加、组织水肿及慢性炎症损伤，且对炎症后期肉芽组织增生亦有抑制作用，但不影响肾上腺及胸腺的重量，表明其抗炎作用与垂体－肾上腺系统无关。当归可降低炎性组织中 PCF$_2$ 的含量，但对组胺引起的毛细血管通透性增加无显著抑制作用。当归可明显抑制补体旁路溶血活性，但不影响补体经典途径溶血活性。当归按 8g/kg 剂量灌胃可显著抑制豚鼠皮肤血管炎及大鼠反向皮肤过敏反应，且能明显抑制大鼠波动 Arthus 反应，当归对Ⅱ、Ⅲ型变态反应炎症也有抑制作用。

当归水提物对腹腔注射醋酸引起的扭体反应具有镇痛作用，其镇痛作用强度是阿司匹林的 1.7 倍。有报告认为其产生镇痛作用的成分之一为胆碱。

（五）保肝作用

当归可有效保护肝损伤。当归可防止 D－氨基半乳糖引起的大鼠肝糖原减少，能保护肝细胞 AIP 酸、葡萄糖－6 磷酸酶、琥珀酸脱氢酶和 5－核苷酸的活性，其对正常小鼠 SG-PT 活性并无抑制作用，但可明显拮抗 CC$_{14}$ 肝损伤小鼠的 SGPT 值，使小鼠细胞 P－450 含量明显升高，有利于提高肝脏对毒物的生物转化和排泄功能。当归注射液可明显降低肝硬化患者的脂质过氧化物、腺苷脱氨酶和门冬氨酸氨基转移酶，表明当归减轻肝硬化细胞的损伤作用是通过抑制氧自由基所引起的脂质过氧化而实现的，可明显保护肝硬化患者的肝细胞。但当归使凝血酶原时间延长，有可能使肝硬化患者出现凝血功能紊乱。

（六）改善肺功能

1. 平喘　当归中正丁烯酰内酯和藁苯内酯具有松弛支气管平滑肌的作用，能对抗组胺、乙酰胆碱引起的支气管哮喘。

2. 对肺循环的作用　对由低氧及高二氧化碳引起肺动脉压升高的大鼠静脉注射当归提取液后，可缓解肺动脉压升高；而用心得安阻断 β 受体后，当归缓解肺动脉压升高作用消失，表明其可能通过兴奋 β 受体起作用。

3. 对肺部的保护作用　当归可扩张大鼠肺动脉，使急性缺氧性肺动脉高压降低，亦可降低继发于慢性阻塞性肺病的肺动脉高压。利用博来霉素致大鼠肺损伤模型，观察到当归可使肺泡炎的严重程度明显减轻，降低肺湿重/体重比，清除自由基，阻断自由基反应，这可能是当归对博来霉素致肺损伤的重要保护机制。自由基对肺纤维化有重要影响，而当归具有较强的抗自由基作用，给肺纤维化模型大鼠腹腔注射当归提取液后，病理切片结果显示，注射当归后肺间质纤维化程度明显减轻。

（七）对子宫平滑肌的作用

当归兼有兴奋和抑制子宫的两种成分：精油主要起抑制作用，水溶性或醇溶性的非挥发性物质为兴奋成分。当归精油抑制子宫平滑肌的有效成分可能是藁本内酯。当归精油对离体兔、大鼠、狗子宫平滑肌的自主收缩具有抑制作用，对乙酰胆碱引起的兴奋有拮抗作用，也能部分地对抗肾上腺素引起的收缩。当归水煎液可兴奋离体小鼠子宫，这与当归对子宫组胺受体的兴奋作用有关而与子宫肌上前列腺素合成酶无关。

（八）抗辐射损伤作用

当归多糖对小鼠急性放射病有保护作用，对受照小鼠预防性给予当归多糖可对造血组织产生一定的辐射防护作用，可显著促进骨髓和脾脏造血功能的恢复，升高骨髓有核细胞计数，并能促进 CFU-S 和 CFU-C 的恢复，能防止胸腺继发性萎缩，并能提高照射小鼠30天存活率。对辐射损伤的小鼠卵巢能显著提前恢复期，用药雌鼠予照射后第30天与具有生殖能力的雄性小鼠交配仍有80%能育。

四、临床应用

当归注射液为当归单味中药的提取液，每100ml含生药 5~10g。当归注射液在临床的应用十分广泛，主要用于治疗的病种有三大类：

1. 心血管、脑血管、周围血管缺血性疾病　当归注射液能扩张冠状动脉，增加心肌血供，降低心肌氧耗量，降低血管阻力，增加器官血流量，对心肌缺血再灌注损伤有保护作用。

2. 软组织疲劳、痉挛、缺血及无菌性炎症　如关节周围炎、肌劳损、纤维肌痛症及颈肩腰腿痛疾病。

3. 其他病症　支气管哮喘、复发性口腔溃疡、浅表性胃炎、胃及十二指肠溃疡、非特异性结肠炎、前列腺炎等。

第五章 常见优势病症的穴位注射治疗

穴位注射疗法的应用非常广泛，配合相应的药物，目前已被用于内、外、妇、儿、皮肤、五官等临床各科，如内科的感冒、咳嗽、腹泻等，外科的软组织损伤、手术并发症的预防与治疗，妇科的月经失调、痛经、带下病，皮肤科的蛇丹、痤疮等。临床实践表明，许多病症应用穴位注射疗法可以得到痊愈，有些病症的治疗配合穴位注射可以缩短病程。

在药物的使用上，不同病症选用的药物不同。如内科病症中，感冒可选择复方大青叶注射液、银黄注射液等，咳嗽可选择穿心莲注射液或鱼腥草注射液等；外科的软组织损伤多选择活血化瘀止痛类药物，如红茴香注射液、归红注射液等；皮肤科病症多选择清热解毒类药物，如板蓝根注射液等；妇科病症多选择活血类药物，如当归注射液、丹参注射液等。

本章中将介绍部分优势病症的穴位注射治疗方法，其中骨骼肌肉系统病症的用药以红茴香注射液为例，介绍其操作方法和注射剂量；妇科病症的用药则以当归注射液为例，介绍其操作方法和注射剂量。

第一节 颈部病症

一、落枕

晨起出现颈部酸痛、活动不利等症状，称为"落枕"，也称为"失枕"。其临床表现以急性颈项部肌肉痉挛、疼痛、僵硬、板滞和颈部运动障碍为主。在中医学中属"痹证"、"失枕"范畴，相当于西医学的颈部软组织扭伤。

【病因】

夜间睡眠姿势不良，使颈部肌肉，如斜方肌、胸锁乳突肌、肩胛提肌等长时间维持在过度伸展或紧张状态，引起颈部肌肉静力性损伤或痉挛；风寒湿邪侵袭，使肌肉气血凝滞、经脉瘀阻等均可导致落枕的发生。

【诊断要点】

1. 多发生在清晨。

2. 以颈项部肌肉痉挛、僵硬、疼痛为主要症状。

3. 颈部活动受限，头向患侧倾斜，下颌转向健侧。

4. 患处有肌紧张和明显压痛，在肌肉紧张处可触及肿块及条索状改变，斜方肌、大小菱形肌也常有压痛。

5. X 线检查多无异常发现。

【鉴别诊断】见表 5 - 1。

表 5 - 1　落枕与颈椎病的鉴别

病名	好发人群	病因	临床表现
落枕	青壮年多见	夜间睡姿不良；风寒湿邪侵袭	晨起见颈项部肌肉剧烈疼痛，活动受限；查体见颈部肌肉痉挛，有明显痛点
颈椎病	中老年多见	颈部反复劳损；颈椎退行性变	颈、肩、臂处疼痛，常伴见头痛、头晕、心悸等症状；X 线显示颈椎生理曲度改变，或可见椎体增生

【治疗方法】

☞**处方 1**

选用穴位：颈部阿是穴。

进针操作：进针角度及深度因阿是穴具体部位的不同而有所差异，注意要避开局部的主要神经和血管。

注射药量：本书中均以红茴香注射液药量为例说明。颈部阿是穴因具体部位的不同略有差异，以每穴每次 0.5～1ml 为参考药量。

注射方法：按穴位注射操作常规进行。阿是穴处皮肤常规消毒后，用注射器配 4～6 号针头，快速进针刺入皮下，稍做提插得气后，经回抽无血，将红茴香注射液注入即可。注射时采用柔和慢注法。

频率及疗程：本病具有一定的自愈性，轻者经 1～2 天休息可自愈；重者颈项、上背疼痛严重，并可向后脑部及肩臂部放射，可延至数周不愈，严重影响患者的生活、工作和学习，故发病后应及时治疗，一般经 2～5 次即可治愈。

☞**处方 2**

选用穴位：颈夹脊（位于项部正中线两侧，第 1～7 颈椎棘突下缘旁开 0.5 寸处，一侧 7 穴，两侧共 14 穴，可根据具体不适部位灵活选取夹脊穴 1～2 对）。

进针操作：直刺 0.3～0.5 寸。

注射药量：每穴每次 0.5～1ml。

注射方法：按穴位注射操作常规进行。病变部位夹脊穴皮肤常规消毒后，用注射器配 4～6 号针头，快速进针刺入皮下，稍做提插得气后，经回抽无血，将红茴香注射液注入即可。注射时采用柔和慢注法。

频率及疗程：同处方 1。

☞**处方 3**

选用穴位：落枕穴（经验穴，位于手背第 2、第 3 掌骨间，掌指关节后约 0.5 寸处）。

进针操作：直刺 0.5～0.8 寸。

注射药量：每穴每次 0.3～0.5ml。

注射方法：按穴位注射操作常规进行。落枕穴处皮肤常规消毒后，用注射器配 4～6 号针头，快速进针刺入皮下，稍做提插得气后，经回抽无血，将红茴香注射液注入即可。注射时采用柔和慢注法。

频率及疗程：同处方 1。

二、颈椎病

颈椎病，又称"颈椎综合征"，是由于颈椎及其周围软组织，如椎间盘、后纵韧带等发生病理改变，导致颈神经根、颈部脊髓、椎动脉及交感神经受到压迫或刺激所引起的相关证候的统称。中医学对本病缺乏专门的认识，只散见于"痹证"、"痿证"、"头痛"、"眩晕"、"项强"、"项筋急"等病证之中。

【病因】

颈部长期反复劳损，如反复落枕、姿势不良，头、颈部外伤（如颈椎或椎间盘损伤），颈椎或颈椎间盘退行性病变、畸形及炎症（如咽喉部炎症）等因素均可导致颈椎病的发生。

【诊断要点】

根据颈椎病的临床症状和体征可将其分为6型，其分别如下：

1. 颈型（局部型）

（1）头、颈、肩、臂部出现疼痛或其他异常感觉，并有相应的压痛点，颈项强直是其临床特征性症状。

（2）查体：颈部触诊检查可有棘上韧带肿胀、棘旁压痛、多无放射痛，椎间孔压缩试验和臂丛神经牵拉试验阳性。

（3）X线检查：颈椎生理曲度改变（图5-1），有轻度增生（图5-2），椎间关节不稳定。

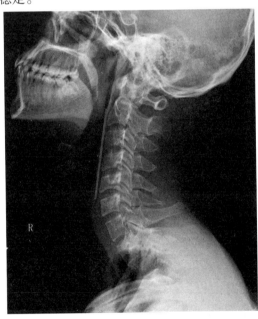

图5-1 颈椎生理曲度变直

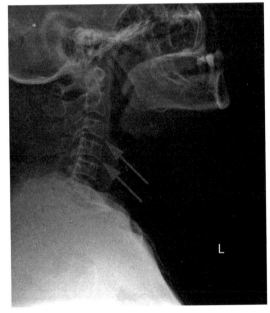

图5-2 颈椎椎体边缘增生
（箭头所指为骨质边缘，呈尖样突起）

2. 神经根型 本型临床上最为常见。

（1）颈部僵硬、疼痛，疼痛可放射至前臂、手掌及指头，劳累或受到外伤可引起急性发作。

（2）查体：直臂抬高试验和颈前屈转头试验阳性，叩顶试验阳性，臂丛神经牵拉试验阳性。

（3）X线检查：侧位片示颈生理曲度改变（图5-1）、椎间隙狭窄（图5-3）；斜位片示钩椎关节增生、椎间孔变小。

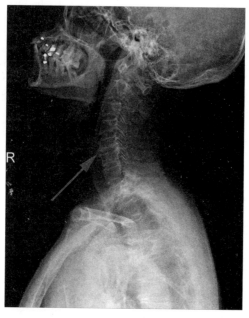

图 5-3　颈椎椎间隙狭窄

3. 椎动脉型

（1）椎体性眩晕和头痛，常无明显诱因而突然眩晕，甚者猝倒；但猝倒后又可迅速恢复意识状态，继续原来的工作或活动。

（2）查体：旋颈试验阳性。

（3）X线检查：椎间关节失稳或钩椎关节增生。

4. 脊髓型

（1）大多数以"隐性"形式发病，即在颈椎病变多年以后，逐渐出现下肢远端软弱无力，迈步困难，并向上发展，最终累及上肢，而下肢症状则始终重于上肢；常伴有大、小便功能障碍，最后发展成各种类型的瘫痪。

（2）查体：下肢肌肉痉挛、反射亢进。

（3）X线检查：椎体后缘增生，椎管矢状位狭窄。

5. 交感神经型

（1）有一系列交感神经障碍的表现，如头晕、眼花、耳鸣、手麻、心动过速、心前区疼痛等。

（2）X线检查：颈椎后关节增生伴半脱位。

（3）如需明确诊断，可行盐酸普鲁卡因注射液颈部硬膜外或星状神经节封闭注射，若见症状立即缓解或消失，可考虑本型。

6. 混合型 上述各型表现都有，故称混合型。

【鉴别诊断】见表 5 - 2。

表 5 - 2 颈椎病与臂丛神经痛的鉴别

病名	病因	临床表现	其他
颈椎病	颈椎反复劳损，颈椎退行性变	颈、肩、臂处疼痛，常伴见头痛、头晕、心悸等症状	X线显示颈椎生理曲度改变、椎体增生、椎间隙狭窄等
臂丛神经痛	多因感染、外伤所致	疼痛首先出现在手和臂，初起呈间歇性，但可迅速变为持续性而影响整个上肢、锁骨上窝及神经干	牵引上肢向外后上方活动时疼痛加剧

【治疗方法】

☞**处方 1**（适用于神经根型）

选用穴位：①主穴：阿是穴、颈夹脊穴。颈夹脊穴一般选择颈 2~7 夹脊穴进行穴位注射。每次从中选 2~4 穴，交替使用。②配穴：可根据疼痛的部位循经取穴。若疼痛放射至上肢外侧前缘，可配肩髃、曲池、手三里；若放射至上肢外侧后缘，可配肩贞、天宗；若放射至上肢外侧中线，可配外关、肩髎。

进针操作：阿是穴的进针角度及深度据其具体部位的不同有所差异。颈夹脊穴直刺进针 0.3~0.5 寸；天宗、手三里直刺 0.5~1 寸；肩髃、外关直刺 0.5~0.8 寸；曲池直刺 0.5~1.5 寸；肩贞、肩髎直刺 1~1.5 寸。

注射药量：阿是穴的注射药量据其具体部位的不同有所差异。每穴每次建议药量为 0.5~2.0ml，皮肉浅薄处药量宜少，皮肉丰厚处可稍多。其他穴位每穴每次注射 0.5~1.0ml。

注射方法：按穴位注射操作常规进行。穴位皮肤常规消毒后，用注射器配 4~6 号针头，快速进针至一定深度，稍做提插得气后，经回抽无血，将红茴香注射液注入即可。注射时采用柔和慢注法。

频率及疗程：隔日 1 次，3~5 次为 1 个疗程。

☞**处方 2**（适用于椎动脉型）

选用穴位：阿是穴、风池、大椎。

进针操作：阿是穴操作同上；风池针尖略斜向下，向鼻尖方向斜刺 0.8~1.2 寸；大椎略向上斜刺 0.5~1 寸。

注射药量：每穴每次 0.5~1ml。

注射方法：按穴位注射操作常规进行。穴位皮肤常规消毒后，用注射器配 4~6 号针头，快速进针至一定深度，稍做提插得气后，经回抽无血，将红茴香注射液注入即可。注射时可采用柔和慢注法，病灶部位较深时可采用分层注药法。

频率及疗程：隔日 1 次，3~5 次为 1 个疗程。

第二节　肩部病症

肩关节周围炎

肩关节周围炎简称"肩周炎"，是由肩关节周围软组织、关节囊及周围韧带、肌腱和滑囊的退行性变和慢性非特异性炎症所引起的，以肩部疼痛及活动功能受限为主要表现的一种病症。因本病多发于50岁以上者，故有"五十肩"、"老年肩"之称。在中医学中属"肩凝"、"漏肩风"、"肩臂痛"、"痹证"等范畴。

【病因】

1. 肩部病因　肱二头肌长头或短头肌腱炎、冈上肌腱炎、冈上肌腱或肩袖撕裂、肩峰下滑囊炎等。

2. 肩外病因　颈椎病或颈椎间盘突出症。

【诊断要点】

1. 一般情况　多发于50岁以上的女性，右肩多见。

2. 症状　根据其临床演变过程可分为三期：

（1）初期（冻结进行期）　或无明确诱因发病，或因肩部外伤或受寒而诱发。肩部持续性疼痛，活动时疼痛加剧；肩部活动功能受限。

（2）中期（冻结期）　肩部疼痛减轻，肩关节活动范围进一步缩小，最后肩关节功能基本丧失；病程长者可有患侧上肢不同程度的肌肉萎缩，此期可持续1~2年。

（3）末期（解冻期）　肩痛明显缓解，肩关节可有不同程度恢复。

3. 查体　三角肌多有不同程度的萎缩，肩关节自动性及被动性活动明显受限。

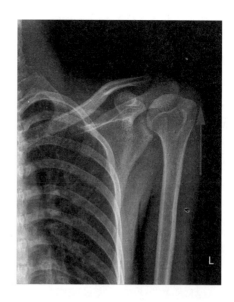

图5-4　左侧肩关节肱骨头上移

4. X线检查　早期可无任何阳性征象，后期可见肱骨头上移（图5-4）及骨质疏松（图5-5）。肩关节造影可显示关节挛缩征象。

【鉴别诊断】见表5-3。

表5-3　肩周炎与肩关节脱臼的鉴别

病名	症状	体征	其他
肩周炎	肩部疼痛	肩部活动功能障碍	多发于50岁以上
肩关节脱臼	肩部肿胀，失去膨隆丰满的外形，呈方肩畸形	肘关节屈曲时，肘尖内收不能接近肋部；患侧上举不能搭在健侧背后（搭肩试验阳性）	有外伤史

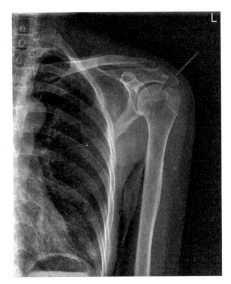

图 5 - 5 左侧肩关节骨质疏松

（肱骨头位置正常，箭头所指处骨小梁变细、减少）

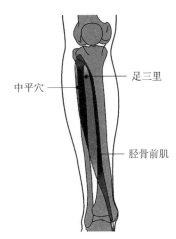

图 5 - 6 中平穴定位

【治疗方法】

☞处方1

选用穴位：中平穴（经验穴，足三里穴下 1 寸，偏于腓侧，图 5 - 6）。单肩患者取健侧穴，双肩患者双侧交替取穴。

进针操作：直刺 1 ~ 1.5 寸。

注射药量：每穴每次 2ml。

注射方法：按穴位注射操作常规进行。穴位皮肤常规消毒后，用注射器配 4 ~ 6 号针头，快速进针至一定深度，稍做提插得气后，经回抽无血，将红茴香注射液注入即可。注射时采用柔和慢注法。

频率及疗程：隔日 1 次，3 ~ 5 次为 1 个疗程。

☞处方2

选用穴位：①主穴：阿是穴。②配穴：若肩前疼痛，配肩髃、肩前、手三里；若肩后疼痛，配肩贞、天宗；若肩部侧面疼痛，配肩髎。

进针操作：阿是穴据其部位的不同，针刺角度、深度有所差异；肩髃直刺 0.5 ~ 0.8 寸；肩前直刺 0.8 ~ 1.2 寸；手三里、天宗直刺 0.5 ~ 1 寸；肩贞、肩髎直刺 1 ~ 1.5 寸。

注射药量：每穴每次 0.5 ~ 1ml。

注射方法：按穴位注射操作常规进行。穴位皮肤常规消毒后，用注射器配 4 ~ 6 号针头，快速进针至一定深度，稍做提插得气后，经回抽无血，将红茴香注射液注入即可。注射时采用柔和慢注法。

频率及疗程：隔日 1 次，3 ~ 5 次为 1 个疗程。

第三节　肘部病症

网球肘

网球肘又称为"肱骨外上髁炎"，是由于各种急、慢性损伤造成肱骨外上髁周围软组织发生无菌性炎症的病症（图5-7）。在中医学中属"伤筋"、"筋痹"等范畴。

【病因】

肘半屈位时，前臂过度旋转；直接外伤性炎症；肱骨外上髁及周围病变。

【诊断要点】

1. 有急、慢性损伤或感染风寒病史。

2. 肘外侧疼痛，前臂或腕部活动时加剧，不能端提重物，拧衣服时疼痛加剧，屈肘位时疼痛更加明显。

3. 检查时肱骨外上髁处压痛明显或有轻度肿胀。

4. 伸腕肌群阻抗试验阳性、伸腕肌群紧张试验阳性。X线检查多无病理改变，或偶有骨膜不规则和骨膜外有少量钙化点。

【鉴别诊断】见表5-4。

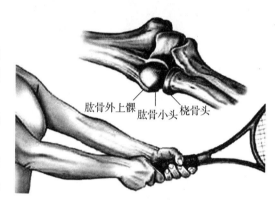

肱骨外上髁　肱骨小头　桡骨头

图5-7　网球肘病变部位

表5-4　肱骨外上髁炎与尺骨鹰嘴骨折的鉴别

疾病	病因	症状	体征
肱骨外上髁炎	多由劳损所致	肘外侧疼痛无力，疼痛可扩散至前臂或肩背	伸腕肌群紧张试验阳性、伸腕肌群阻抗试验阳性
尺骨鹰嘴骨折	多由外伤所致	肘关节后侧肿胀、疼痛，患者以健侧手掌托持患臂，肘关节多呈半屈曲位	鹰嘴部压痛明显，肘关节功能活动障碍；X线侧位照片可明确骨折的诊断及类型

【治疗方法】

☞处方1

选用穴位：阿是穴、曲池、手三里、肘髎。

进针操作：阿是穴操作据其具体部位的不同有所差异。曲池直刺0.5~1.5寸；手三里、肘髎直刺0.5~1寸。

注射药量：每穴每次0.5~1ml。

注射方法：按穴位注射操作常规进行。穴位皮肤常规消毒后，用注射器配4~6号针头，快速进针至一定深度，稍做提插得气后，经回抽无血，将红茴香注射液注入即可。注射时可采用柔和慢注法。

频率及疗程：隔日1次，3~5次为1个疗程。

☞**处方2**

选用穴位：网球肘穴（经验穴，曲池与肩峰连线，曲池穴上约3寸，图5-8）。

进针操作：直刺0.5~1寸。

注射药量：每穴每次0.5~1ml。

注射方法：按穴位注射操作常规进行。穴位皮肤常规消毒后，用注射器配4~6号针头，快速进针至一定深度，稍做提插得气后，经回抽无血，将红茴香注射液注入即可。注射时可采用柔和慢注法。

频率及疗程：隔日1次，3~5次为1个疗程。

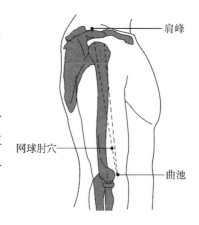

图5-8 网球肘穴定位

第四节 腰背部病症

一、急性腰扭伤

因暴力或活动失衡而导致的腰部肌肉、韧带、筋膜、椎间小关节的损伤，称为急性腰扭伤。在中医学中属"闪腰"、"臀腰痛"、"瘀血腰痛"等病证范畴。

【病因】

抬重物时动作不协调，或弯腰取重物时用力过猛；有时轻微的外力，如打哈欠或翻身取物时亦可引起。

【诊断要点】

1. 病史 多有明确的外伤病史。或伤后立即出现症状，或伤后暂无不适而于次日晨起感到腰部剧痛，有运动障碍。

2. 症状 腰部多为持续性剧痛，患者常以手按住腰部，以防止因活动而产生更剧烈的疼痛；腰部活动受限，为减少疼痛，患者常使身体保持一定姿势；单侧或双侧骶棘肌和臀大肌常有压痛，局部压痛最明显之处，多为损伤之部位。

3. 查体 直腿抬高试验、骨盆旋转试验、骶髂关节分离试验均为阳性。

4. X线检查 拍X线腰部正、侧位片，以排除骨折、骨质增生、肿瘤、结核病等疾病的可能。

【鉴别诊断】

本病应与骨折（关节突骨折、横突骨折、腰

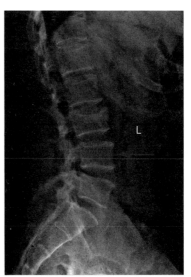

图5-9 腰椎椎体压缩性骨折
（箭头所指处为骨折线）

椎椎体压缩骨折）相鉴别：本病与骨折均有明显外伤史，均能引起腰部剧烈疼痛，两者可通过 X 线鉴别。骨折时，骨折部位 X 线检查可见明显的骨折线（图 5-9），甚至畸形；而急性腰扭伤时 X 线则无明显改变。

【治疗方法】

☞处方 1

选用穴位：委中、腰眼、腰阳关、承山、天柱。

进针操作：委中、腰眼直刺 1~1.5 寸；腰阳关针尖略向上斜刺 0.5~1 寸；承山直刺或微向上斜刺 1~1.2 寸；天柱直刺或斜刺 0.3~0.5 寸，不可向内上方深刺，以免伤及延髓。

注射药量：每穴每次 0.5~2ml。

注射方法：按穴位注射操作常规进行。穴位皮肤常规消毒后，用注射器配 4~6 号针头，快速进针至一定深度，稍做提插得气后，经回抽无血，将红茴香注射液注入即可。天柱穴注射时可采用柔和慢注法，其他穴位注射时可采用分层注药法。

频率及疗程：隔日 1 次，3~5 次为 1 个疗程。

☞处方 2

选用穴位：腰痛点（经外奇穴，在手背侧，当第 2、3 掌骨及第 4、5 掌骨之间，腕横纹与掌指关节中点处，一侧 2 穴，共 4 穴，图 5-10）。

进针操作：由两侧向掌中斜刺 0.3~0.5 寸。

注射药量：每穴每次 0.5~1ml。

注射方法：按穴位注射操作常规进行。穴位皮肤常规消毒后，用注射器配 4~6 号针头，快速进针至一定深度，稍做提插得气后，经回抽无血，将红茴香注射液注入即可。注射时采用柔和慢注法。

频率及疗程：隔日 1 次，3~5 次为 1 个疗程。

☞处方 3

选用穴位：阿是穴（痛点）。

进针操作：据具体部位的不同，其进针深度、角度有所差异。注意不要伤及深部的脏器。

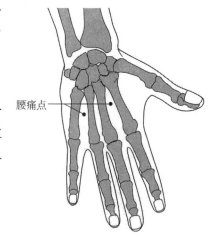

腰痛点

图 5-10 腰痛点穴定位

注射药量：每穴每次 1~2ml。

注射方法：按穴位注射操作常规进行。穴位皮肤常规消毒后，用注射器配 4~6 号针头，快速进针至一定深度，稍做提插得气后，经回抽无血，将红茴香注射液注入即可。注射时可根据具体部位采用柔和慢注法或分层注药法。

频率及疗程：隔日 1 次，3~5 次为 1 个疗程。

二、腰椎间盘突出症

腰椎间盘突出症简称"腰突症"，又称"腰椎纤维环破裂症"或"腰椎椎核脱出症"，是由于腰椎间盘发生退行性变之后，在外力的作用下，引起脊椎内外平衡失调，造成纤维环破裂、髓核突出，刺激或压迫神经根、血管或脊椎等组织，从而产生腰痛，且伴有坐骨神经放射样疼痛等症状的一种疾病。在中医学中属"腰痛"、"腰腿痛"范畴。

【病因】

1. 内因　腰椎间盘本身发生退行性变。

2. 外因　外伤；慢性劳损；遭受风、寒、湿邪侵袭等因素。

【诊断要点】

1. 腰痛及典型的坐骨神经痛。

2. 腰椎侧弯间隙、髓核突出部常有敏感的压痛点，并可产生下肢放射痛。

3. 腰部功能活动不同程度受限，后伸受限较为明显。

4. X线检查可见脊柱侧凸（图5-11）和生理前凸改变（图5-12），椎间隙变窄（图5-13）或左右不等宽、前窄后宽等征象。

5. 直腿抬高试验、颈静脉压迫试验、屈颈试验均为阳性；腱反射减弱或消失。相应区域皮肤感觉减退或出现麻木。

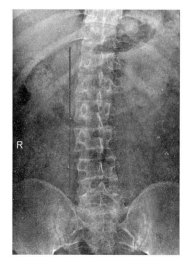

图5-11　脊柱侧凸

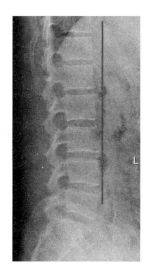

图5-12　腰椎生理曲度变直

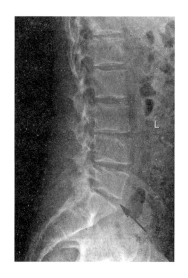

图5-13　腰椎椎间隙变窄

【鉴别诊断】见表5-5。

表5-5 腰椎间盘突出症与其他疾病的鉴别

疾病	起病	症状	体征	其他
腰椎间盘突出症	病程长	一侧或双侧腰腿痛、麻木；下肢放射性疼痛，多放射至大腿后侧、小腿外侧、足跟部或足跟外侧；病程日久，可有患肢肌肉萎缩、下肢放射痛部位感觉麻木	X线检查可见脊柱侧凸和生理前凸改变，椎间隙变窄或左右不等宽、前窄后宽等征象；直腿抬高试验、颈静脉压迫试验、屈颈试验均为阳性；腱反射减弱或消失	咳嗽、喷嚏、用力排便时，可使神经根受压而加重症状；弯腰、屈颈、挺腹时疼痛加重；屈髋、屈膝卧床休息时疼痛减轻
腰肌劳损	急性腰扭伤失治或持续弯腰劳动所致	慢性、间歇性或持续性腰肌周围酸痛，劳累时加重，休息后好转，可持续数月或数年	一侧或两侧腰部肌肉僵硬，局部压痛；X线显示轻度骨质增生、骨质疏松	腰痛与劳累、休息、感受风寒湿邪关系密切
强直性脊柱炎	有受寒湿病史	腰背及骶髂关节疼痛，脊柱强硬，脊柱活动受限制	X线显示早期骶髂关节和小关节模糊，后期脊柱可呈竹节样改变	症状与天气变化关系密切
梨状肌综合征	多因梨状肌损伤或坐骨神经在解剖上的变异所致	梨状肌有放射痛	梨状肌局部有明显压痛，可扪及梨状肌肿胀和痉挛	局部封闭后，症状和体征立即减轻或消失
坐骨神经痛	急性或亚急性起病	起初为腰部酸痛，疼痛沿坐骨神经通路放射，患者常采取特殊的减痛姿势	病变部位的腰椎棘突或横突有压痛，拉塞格征阳性	可分为根性和干性坐骨神经痛

【治疗方法】

处方1

选用穴位：病变部位及其上下的华佗夹脊穴(图5-14)。

进针操作：直刺0.3~0.5寸。

注射药量：每穴每次1~2ml。

注射方法：按穴位注射操作常规进行。穴位皮肤常规消毒后，用注射器配4~6号针头，快速进针至一定深度，稍做提插得气后，经回抽无血，将红茴香注射液注入即可。注射时可采用分层注药法。

频率及疗程：隔日1次，3~5次为1个疗程。

处方2

选用穴位：①主穴：大肠俞、关元俞、肾俞、秩边、环跳；②配穴：阳陵泉、昆仑、委中、承山。

每次从主穴中选取2~3穴，再根据疼痛放射部位选取配穴。若小腿后侧至足跟痛，配委中、承山；若小腿前外侧至足背痛，则配阳陵泉、昆仑。

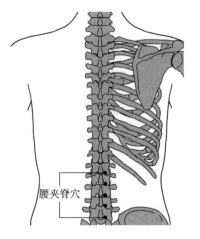

腰夹脊穴

图5-14 腰夹脊穴定位

进针操作：肾俞、大肠俞直刺或向椎体方向斜刺 0.5～1 寸；关元俞直刺或向椎体方向斜刺 0.8～1.5 寸；秩边直刺 1.5～3 寸；环跳针尖略向下刺入 2～3 寸；风市、承山直刺 1～2 寸；委中、阳陵泉直刺 1～1.5 寸；昆仑针尖向内踝前方直刺 0.5～1 寸，或略偏向外踝斜刺 0.5～1 寸。

注射药量：环跳穴每次 1～2ml；其余穴位每次 0.5～2ml。

注射方法：按穴位注射操作常规进行。穴位皮肤常规消毒后，用注射器配 4～6 号针头，快速进针至一定深度，稍做提插得气后，经回抽无血，将红茴香注射液注入即可。昆仑注射时采用柔和慢注法，其余穴位可采用分层注药法。

频率及疗程：隔日 1 次，3～5 次为 1 个疗程。

三、腰肌劳损

腰肌劳损是腰骶部肌肉、筋膜及韧带等软组织的慢性损伤，导致局部无菌性炎症，从而引起腰臀部一侧或两侧弥漫性疼痛的一种疾病，又称为"腰臀肌筋膜炎"、"功能性腰痛"。在中医学中属"肾虚腰痛"的范畴。

【病因】

急性腰扭伤后治疗不及时或处理方法不当；长期反复的过度腰部运动及过度负荷（如久坐、久站、长期从事弯腰工作）等均可导致腰肌劳损的发生。

【诊断要点】

1. 患者多有腰部过劳或不同程度的外伤史。

2. 腰段椎旁软组织呈弥漫性钝痛，经休息、按揉后减轻，劳累、弯腰工作后加重。

3. X 线检查多无异常改变，少数患者可有骨质增生（图 5－15）或脊柱畸形。

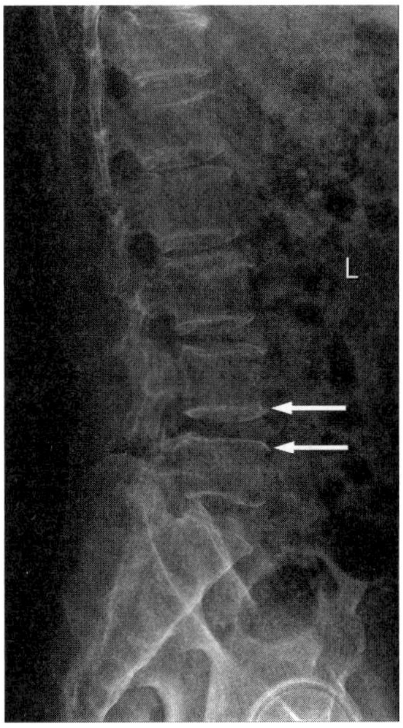

【鉴别诊断】

见腰椎间盘突出症（表 5－5）。

图 5－15　腰椎骨质增生
（箭头所指处骨质边缘呈尖样突起）

【治疗方法】

选用穴位：①肾俞、足三里、腰眼穴；②大肠俞、阳陵泉、腰眼穴。

每次选取 1 组穴，两组穴位交替使用。

进针操作：肾俞、大肠俞直刺或向椎体方向斜刺 0.5～1 寸；足三里直刺 1～2 寸；腰眼穴直刺 1～2 寸；阳陵泉直刺 1～2 寸。

注射药量：每穴每次 1～2ml。

注射方法：按穴位注射操作常规进行。穴位皮肤常规消毒后，用注射器配 4～6 号针头，快速进针至一定深度，稍做提插得气后，经回抽无血，将红茴香注射液注入即可。注射时可采用分层注药法。

频率及疗程：隔日 1 次，3～5 次为 1 个疗程。

四、第3腰椎横突综合征

第3腰椎横突综合征是指腰部肌肉在第3腰椎横突的附着点处因反复损伤，产生炎症反应，刺激周围神经而引起的以腰痛、坐骨神经痛等为主要临床表现的一种疾病。在中医学中属"慢性腰部伤筋"的范畴。

【病因】

1. 内因　第3腰椎横突由于解剖学和生物力学的因素，所受的应力较大。

2. 外因　受寒、外伤、劳损等因素。

【诊断要点】

1. 多发于青少年，常有轻重不同的腰部外伤史或慢性劳损病史。

2. 腰臀部疼痛，可沿大腿向下放射至膝平面以上，亦有少数患者放射至小腿外侧，活动时或活动后疼痛加剧。

3. 在骶棘肌外缘第3腰椎横突尖端有明显的触、压痛。

4. 直腿抬高试验阳性，但加强试验阴性。

5. X线检查大多正常。

【鉴别诊断】　见腰椎间盘突出症（表5-5）。

【治疗方法】

选用穴位：第3腰椎横突部或其周围的阿是穴、大肠俞、环跳。

进针操作：阿是穴据其部位不同进针角度、深度有所不同，注意避开周围的脏器；大肠俞直刺或向椎体方向斜刺0.5~1寸；环跳针尖略向下刺入2~3寸。

注射药量：环跳每次1~2ml；阿是穴、大肠俞每次0.5~2ml。

注射方法：按穴位注射操作常规进行。穴位皮肤常规消毒后，用注射器配4~6号针头，快速进针至一定深度，稍做提插得气后，经回抽无血，将红茴香注射液注入即可。阿是穴根据具体部位的不同，注射时可采用柔和慢注法或分层注药法，大肠俞、环跳穴注射时可采用分层注药法。

频率及疗程：隔日1次，3~5次为1个疗程。

第五节　踝部病症

踝关节扭伤

踝部因扭伤造成筋脉及骨缝等软组织损伤并除外踝部骨折、脱位者，称为踝关节扭伤。在中医学中属"伤筋"范畴。

【病因】

多因不慎跌倒、过度使踝关节向内或向外翻转所致。

【诊断要点】

1. 有明确的踝内翻或外翻扭伤病史。

2. 踝关节损伤后突发疼痛，尤以行走或活动踝关节时最为明显。

3. 损伤后局部出现肿胀、皮下瘀血及跛行走路等表现。

4. X 线检查可排除踝关节骨折、脱位的可能。

【鉴别诊断】

本病应与踝部骨折、踝关节脱位相鉴别：三者均可出现踝关节局部的疼痛、瘀肿、压痛，但踝部骨折、踝关节脱位时局部可出现畸形、明显的骨擦音、踝关节功能完全丧失等，X 线检查可明确诊断（图 5 - 16）。

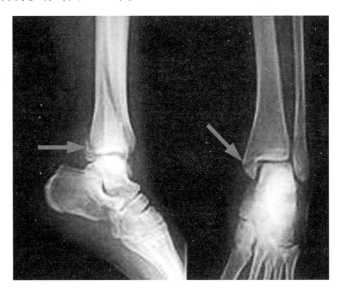

图 5 - 16　踝关节骨折

(箭头所指处为骨折线)

【治疗方法】

选用穴位：①主穴：阿是穴；②配穴：照海、丘墟。内踝关节扭伤配照海，外踝关节扭伤配丘墟。

进针操作：阿是穴据部位的不同，其进针角度、深度略有差异；照海直刺 0.5 ~ 1 寸；丘墟直刺 1 ~ 1.5 寸。

注射药量：每穴每次 0.5 ~ 1ml。

注射方法：按穴位注射操作常规进行。穴位皮肤常规消毒后，用注射器配 4 ~ 6 号针头，快速进针至一定深度，稍做提插得气后，经回抽无血，将红茴香注射液注入即可。注射时采用柔和慢注法。

频率及疗程：隔日 1 次，3 ~ 5 次为 1 个疗程。

第六节　其他病症

一、坐骨神经痛

坐骨神经痛指沿坐骨神经通路及其分布区域内（图 5 - 17）发生的疼痛，即在腰部、

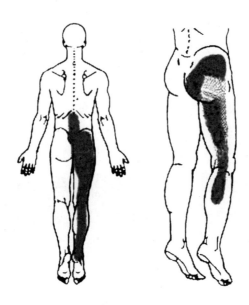

图 5-17 坐骨神经通路

臀部、大腿后侧、小腿后外侧和足外侧等部位产生的疼痛综合征。在中医学中属"腰痛"、"筋痹"、"腰腿痛"、"痹证"等范畴。

【病因】

坐骨神经痛可分为原发性和继发性两类：原发性坐骨神经痛，其发生可能与感染和受寒有关；继发性坐骨神经痛，根据病损部位的不同，可分为根性坐骨神经痛和干性坐骨神经痛，两者的病因不同（表5-6）。

表5-6 根性坐骨神经痛与干性坐骨神经痛的鉴别

分型	根性坐骨神经痛	干性坐骨神经痛
病位	椎管内脊神经根	椎间孔以外的坐骨神经干段，以盆腔出口多见
病因	腰椎间盘突出、腰椎结核等	盆腔肿瘤、臀肌注射位置不当等
发病情况	反复发作、日益加重	多为慢性
疼痛情况	腰部棘突旁压痛明显；疼痛常自腰部向一侧臀部及大腿后面、腘窝、小腿外侧、足背放射，呈针刺样、烧灼样或刀割样疼痛；咳嗽及用力时疼痛加剧	一般无腰痛症状，疼痛常从臀部向股后、小腿后外侧及足外侧放射，活动时疼痛加剧，咳嗽、打喷嚏等动作对疼痛无明显影响

【诊断要点】

1. 青壮年男性多见，单侧发病者为多。

2. 典型的疼痛常自腰部向一侧臀部及大腿后面、腘窝、小腿外侧、足背放射，呈针刺样、烧灼样或刀割样疼痛。

3. 小腿及足的感觉和肌力减退，拉塞格征（直腿抬高试验）阳性，踝反射减退或消失。

4. 沿坐骨神经通路有压痛，行走、活动及牵拉坐骨神经可使疼痛加重。为减轻疼痛，患者常采取减痛姿势。

【鉴别诊断】 见腰椎间盘突出症（表5-5）。

【治疗方法】

选用穴位：主穴：阿是穴、腰夹脊穴（经外奇穴，第1腰椎~第5腰椎棘突下两侧，后正中线旁开0.5寸，图5-14）、肾俞、大肠俞。

配穴：①秩边、承扶、委中、承山、昆仑；②环跳、风市、阳陵泉、悬钟。疼痛由腰臀部放射到大腿后侧、小腿后侧、足跟者，中医辨证属于足太阳膀胱经型，配穴选①；疼痛由腰臀部放射到大腿外侧、小腿外侧至脚踝者，中医辨证属于足少阳胆经型，配穴选②。

每次从主穴中选取两穴，依据症状从配穴中选取两穴。

进针操作：阿是穴据其部位的不同针刺角度、深度有所差异；夹脊穴直刺0.3~0.5寸；肾俞、大肠俞直刺或向椎体方向斜刺0.5~1寸；秩边直刺1.5~3寸；承扶、风市、阳陵泉直刺1~2寸；委中直刺1~1.5寸；承山直刺或微向上斜刺1~1.2寸；环跳略向下刺入2~3寸；悬钟直刺0.8~1寸；昆仑针尖朝向内踝前方直刺0.5~1寸，或略偏向外踝斜刺0.5~1寸。

注射药量：昆仑、悬钟每穴每次0.5~1ml；其余穴位每穴每次1~2ml；

注射方法：按穴位注射操作常规进行。穴位皮肤常规消毒后，用注射器配4~6号针头，快速进针至一定深度，稍做提插得气后，经回抽无血，将红茴香注射液注入即可。昆仑、悬钟注射时采用柔和慢注法，其余穴位可选用分层注药法。

频率及疗程：隔日1次，3~5次为1个疗程。

二、风湿性关节炎

风湿性关节炎是一种变态反应性疾病，是人体因感受风寒湿邪而发生的一种慢性而又反复急性发作的关节炎性疾病。在中医学中属"痹证"范畴。

【病因】

病因尚未完全明了，一般认为与A组乙型溶血性链球菌感染有关，但并非由细菌直接引起，而是一种全身性变态反应性疾病。其发生与人体的抵抗力和反应性有关。

【诊断要点】

1. 病前1~4周，常有溶血性链球菌感染病史。

2. 四肢大关节（腕、肘、肩、膝、髋等关节）游走性疼痛或肿痛。

3. 受累关节红、肿、热、痛，活动受限，并可有心肌炎、低热、皮下结节（图5-18）、环形红斑（图5-19）、舞蹈病等表现。

4. 活动期血沉加速，非活动期则多正常。抗"O"阳性、C反应蛋白阳性、白细胞增多。如抗"O"阴性，就必须有环形红斑或皮下结节性红斑症状，才能做出诊断。

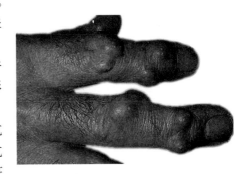

图5-18 皮下结节

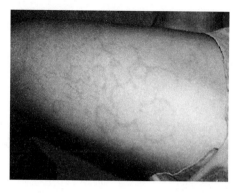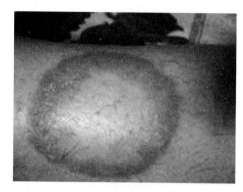

图 5 - 19　环形红斑

5. 心电图 P - R 间期延长。X 线检查，受累关节仅见软组织肿胀，无骨质改变。

6. 缓解期或治愈后，受累关节不留畸形。

【鉴别诊断】见表 5 - 7。

表 5 - 7　风湿性关节炎与其他疾病的鉴别

疾病	起病情况	好发人群/部位	局部表现	全身症状	预后	其他
风湿性关节炎	发病急	青少年；大关节	多发性、游走性，大关节红肿热痛	多与上呼吸道链球菌感染有关；如治疗失宜，可累及心脏，引起风湿性心脏病	可反复发作；活动期过后，受累关节不遗留病理性损害	血清抗链球菌溶血素 "O"、抗链激酶、抗透明质酸酶阳性
类风湿性关节炎	起病慢	青年女性；小关节或脊柱	关节变形，骨质损害	可伴有消瘦、贫血等全身慢性消耗性症状	病情缠绵，病程迁延，易反复发作；后期因关节变形僵硬、身体消耗而生活不能自理	类风湿因子阳性
增生性关节炎	起病慢	青年以上；负重的膝、脊柱	疼痛在运动开始时最重，无局部红肿现象	大多无全身性症状		X 线显示关节增生，关节腔隙病变
痛风	起病急骤	中年及以上男性；跖、趾、踝、膝等部位	受累关节部位突发红肿疼痛，数小时内症状即可发展至高峰，疼痛剧烈，甚至不能触衣被	可伴有头痛、发热、白细胞增多等表现	发作持续数天或数周，多数可自行缓解，受累关节可完全恢复，仅留下炎症区皮肤色泽的改变等痕迹	血尿酸升高

【治疗方法】

根据累及的部位不同，取穴不同。

1. 肩关节

选用穴位：阿是穴、肩髃、肩贞、肩髎。

进针操作：阿是穴据其部位的不同，针刺角度、深度有所差异；肩髃直刺 0.5 ~ 0.8 寸；肩贞、肩髎直刺 1 ~ 1.5 寸。

注射药量：每穴每次 0.5 ~ 2ml。

2. 肘关节

选用穴位：曲池、曲泽、手三里、天井。

进针操作：曲池直刺 0.5 ~ 1.5 寸；曲泽、手三里直刺 0.5 ~ 0.8 寸；天井直刺 0.5 ~ 1 寸。

注射药量：每穴每次 0.5 ~ 2ml。

3. 腕关节

选用穴位：外关、阳池、阳溪。

进针操作：外关直刺 0.5 ~ 1 寸；阳池、阳溪直刺 0.3 ~ 0.5 寸。

注射药量：每穴每次 0.5 ~ 1ml。

4. 髋关节

选用穴位：环跳、风市。

进针操作：环跳直刺或微向前刺 2 ~ 3 寸；风市直刺 1 ~ 2 寸。

注射药量：环跳每次 1 ~ 2ml；风市每次 0.5 ~ 2ml。

5. 膝关节

选用穴位：内膝眼、犊鼻、阳陵泉、足三里、委中、血海。每次从中选取 3 ~ 4 穴。

进针操作：内膝眼、犊鼻直刺 0.5 ~ 1 寸；阳陵泉、足三里直刺 1 ~ 2 寸；委中直刺 1 ~ 1.5 寸；血海直刺 0.8 ~ 1.2 寸。

注射药量：每穴每次 0.5 ~ 2ml。

注射方法：按穴位注射操作常规进行。穴位皮肤常规消毒后，用注射器配 4 ~ 6 号针头，快速进针至一定深度，稍做提插得气后，经回抽无血，将红茴香注射液注入即可。环跳、风市穴位注射时可采用分层注药法，其他穴位采用柔和慢注法。

频率及疗程：隔日 1 次，3 ~ 5 次为 1 个疗程。

三、类风湿性关节炎

类风湿性关节炎简称"类风关"，又称为"畸形性关节炎"、"强直性关节炎"、"萎缩性关节炎"，是一种以关节及关节周围组织的非感染性炎症为主，能引起肢体严重畸形的慢性全身性自身免疫性疾病。在中医学中属"痹症"范畴。

【病因】

本病病因至今尚未完全阐明。一般认为与感染、免疫、遗传、内分泌等因素有关，寒冷、疲劳、潮湿、营养不良、外伤、精神创伤等为本病的诱发因素。

【诊断要点】

1. 一般情况 起病缓慢，发病年龄以青壮年为多，女性多于男性。

2. 早期症状 可有低热、疲乏无力、食欲不振、胃纳不佳、体重减轻、手足麻木和刺痛等。

3. 关节症状 表现为对称性多关节炎，关节的受累常从四肢远端的小关节开始，以后再累及其他关节。关节呈红、肿、热、痛及功能受限，后期表现为关节变形（图5-20）。晨间关节僵硬、午后逐渐减轻，为本病重要特征性表现之一。

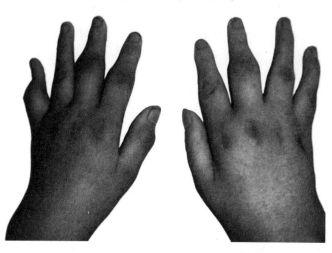

图5-20 类风湿性关节炎关节变形

4. 皮下结节 常发生于上肢的鹰嘴突、腕部及下肢的踝部等部位。皮下结节坚硬如橡皮，直径1~3cm，大小不等。

5. 其他 除上述症状外，尚有眼部、肺部病变，指（趾）小动脉闭塞性血管炎、末梢神经病变、淀粉样变形、骨骼肌肉系统病变、弗耳特综合征等。

6. 实验室检查

（1）活动期白细胞计数升高，血沉加快，轻度或中度贫血。

（2）C反应蛋白在炎症早期浓度升高，活动期阳性率可达70%~80%。

（3）血清白蛋白减少，球蛋白及免疫球蛋白增多。

（4）类风湿因子试验阳性。

7. X线检查 早期关节X线示无特殊改变，仅有关节周围软组织肿胀。晚期可见关节间隙变窄（图5-21），骨质疏松、融合、脱钙及畸形。

【鉴别诊断】见表5-7。

【治疗方法】

根据累及的部位不同，取穴不同。

1. 指关节

选用穴位：八邪（经外奇穴，在手背侧，微握拳，第1~5指之间，指蹼缘后方赤白肉际处，左右共8穴，图5-22）。

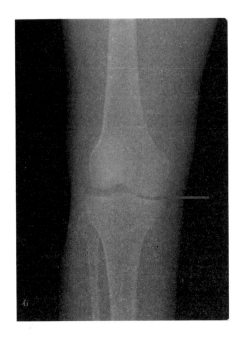

图 5-21 右膝内侧关节间隙变窄

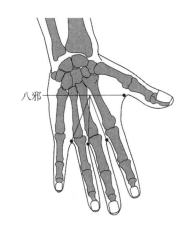

图 5-22 八邪穴定位

进针操作：斜刺 0.3~0.5 寸。

注射药量：每穴每次 0.5~1ml。

2. 腕关节

选用穴位：阳溪、大陵。

进针操作：阳溪直刺 0.3~0.5 寸；大陵直刺或向掌侧方向斜刺 0.3~0.5 寸。

注射药量：每穴每次 0.5~1ml。

3. 肘关节

选用穴位：曲泽、曲池。

进针操作：曲池直刺 0.5~1.5 寸；曲泽直刺 0.5~0.8 寸。

注射药量：每穴每次 0.5~2ml。

4. 肩关节

选用穴位：肩髎、肩髃。

进针操作：肩髃直刺 0.5~0.8 寸；肩髎直刺 1~1.5 寸。

注射药量：每穴每次 0.5~2ml。

5. 髋关节

选用穴位：风市、环跳。

进针操作：风市穴直刺 1~2 寸；环跳穴直刺或微向前刺 2~3 寸。

注射药量：环跳每次 1~2ml；风市每次 0.5~2ml。

6. 膝关节

选用穴位：内膝眼、犊鼻、足三里、委中。

进针操作：内膝眼、犊鼻、委中直刺 0.5~1 寸；足三里直刺 1~2 寸。

注射药量：每穴每次 0.5~2ml。

7. 踝关节

选用穴位：昆仑、三阴交、照海。

进针操作：三阴交直刺 0.2~1.2 寸；昆仑针尖朝内踝前方直刺 0.5~1 寸，或略偏向外踝斜刺 0.5~1 寸；照海直刺 0.5~1 寸。

注射药量：每穴每次 0.5~1ml。

8. 趾关节

选用穴位：八风（经外奇穴，在足背侧，第 1~5 趾间，趾蹼缘后方赤白肉际处，一足 4 穴，左右共 8 穴，图 5-23）。

进针操作：斜刺 0.5~0.8 寸。

注射药量：每穴每次 0.5~1ml。

注射方法：按穴位注射操作常规进行。穴位皮肤常规消毒后，用注射器配 4~6 号针头，快速进针至一定深度，稍做提插得气后，经回抽无血，将红茴香注射液注入即可。环跳、风市穴注射时可采用分层注药法，其他穴位采用柔和慢注法。

频率及疗程：隔日 1 次，3~5 次为 1 个疗程。

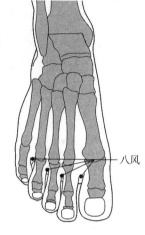

八风

图 5-23　八风穴定位

四、骨性关节炎

骨性关节炎是一种多发于中老年人的慢性退行性病变，是以关节软骨退行性变和关节周围骨质增生为主要病理特征的一类疾病，又称为"骨关节病"、"退行性骨关节病"、"肥大性或增生性关节炎"，俗称"骨质增生"、"长骨刺"等。临床上以负重关节和多动关节发生率高，如脊柱及髋、膝、指间关节。在中医学中属"痹证"范畴。

【病因】

本病主要是由于关节长期负重、磨损引起。

【诊断要点】

1. 美国手部关节骨性关节炎的诊断标准　过去的几个月中：①经常有手疼痛或僵硬；②10 个指关节中有 2 个或以上关节有骨性膨大；③不超过 3 个掌指关节肿胀；④2 个或 2 个以上远端指间关节严重肿胀；⑤10 个指关节中有 2 个或 2 个以上关节畸形。具有上述的①、②、③和④或者①、②、③和⑤项者，可以诊断为手关节骨性关节炎；10 个指关节包括第 2、3 远指及近指间关节，第 1 腕掌关节。

2. 美国膝关节骨性关节炎的诊断标准　过去的几个月中：①膝关节经常疼痛；②关节边缘有骨赘；③滑液分析为典型骨性关节炎表现；④年龄≥40 岁；⑤发病期间早上关节僵硬≤30 分钟；⑥关节活动时出现摩擦音。具有上述的①、②或①、③、⑤和⑥项者，可以诊断为膝关节骨性关节炎。

【鉴别诊断】见表 5-7。

【治疗方法】

选用穴位：主穴：阿是穴、肾俞、足三里。

配穴：病变部位的不同，配穴不同：①颈椎：配风池、天柱、颈百劳（经验穴，位于项部，当大椎穴直上2寸，后正中线旁开1寸，图5-24）。②腰椎：配气海俞、大肠俞、关元俞、腰夹脊穴（图5-14）。③膝关节：配梁丘、血海、阳陵泉、阴陵泉。④肘关节：配曲池、手三里。⑤髋关节：配风市、环跳。⑥踝关节：配悬钟。

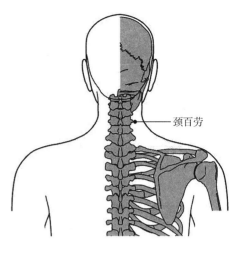

图5-24 颈百劳穴定位

进针操作：肾俞直刺0.5~1寸，或向椎体方向斜刺，切勿向外斜刺；足三里直刺1~2寸；风池针尖略斜向下，向鼻尖方向斜刺0.8~1.2寸；天柱直刺或斜刺0.3~0.5寸，不可向内上方深刺，以免伤及延髓；颈百劳直刺0.5~1寸；气海俞、大肠俞直刺或向椎体方向斜刺0.5~1寸；关元俞直刺或向椎体方向斜刺0.8~1.5寸；腰夹脊穴直刺0.3~0.5寸；梁丘直刺1~1.2寸；阳陵泉直刺1~2寸，或向下斜刺1~3寸；血海直刺0.8~1.2寸；阴陵泉直刺1~1.5寸；曲池直刺0.5~1.5寸；手三里直刺0.5~0.8寸；风市直刺1~2寸；环跳直刺或微向前刺2~3寸；悬钟直刺0.8~1寸。

注射药量：每穴每次0.5~2ml。

注射方法：按穴位注射操作常规进行。穴位皮肤常规消毒后，用注射器配4~6号针头，快速进针至一定深度，稍做提插得气后，经回抽无血，将红茴香注射液注入即可。气海俞、大肠俞、关元俞、腰夹脊注射时可采用分层注药法，其他穴位采用柔和慢注法。

频率及疗程：隔日1次，3~5次为1个疗程。

第七节　妇科病症

一、痛经

痛经是以经期或经行前后出现周期性小腹疼痛或痛引腰骶，甚至剧痛昏厥为主的月经类疾病，也称"经行腹痛"。本病的发生与冲任、胞宫的周期性生理变化密切相关，多因情志所伤，六淫为害，导致冲任阻滞；或因精血不足，胞脉失于濡养所致。

西医学将其分为原发性痛经和继发性痛经两种。前者指生殖器官无明显器质性病变，又称为功能性痛经；后者多继发于生殖器官的某些器质性病变，如子宫内膜异位症、子宫腺肌病、慢性盆腔炎、子宫肌瘤、宫颈口粘连狭窄等。

【病因】

1. 气滞血瘀　素多抑郁，或所欲不遂，均可使肝气郁结，郁则气滞，气为血帅，气滞则血不畅行，经血滞于胞中而作痛；经期产后，余血内留，蓄而成瘀，"不通则痛"，故致痛经。

2. 寒湿凝滞 多因久居阴湿之地，或经期冒雨、涉水、游泳，或月经将行贪食生冷，以致风冷寒湿或从外感，或由内伤，寒湿客于冲任、胞宫，导致经血凝滞、运行不畅，发生痛经。

3. 气血虚弱 多因脾胃素弱，化源不足，或大病久病之后，气血俱虚，冲任气血虚少，行经后血海更虚，不能濡养冲任、胞脉，"不荣则痛"而致痛经；或体虚阳气不振，不能运血，经行滞而不畅，亦可导致痛经。

4. 肝肾虚损 多因先天禀赋虚弱，肝肾本虚，或因多产房劳，损及肝肾，或久病及肾，肾精亏耗，肝血亦虚，以致精亏血少，冲任不足，胞脉失养，于经行之后，精血更虚，冲任胞脉失于濡养，而致痛经。

【诊断要点】

1. 病史 经行腹痛史，注意有无精神过度紧张，经期、产后冒雨涉水、过度寒凉或不节房事等情况及妇科手术史。

2. 症状 每遇经期或经行前后小腹疼痛，随月经周期性发作，甚者疼痛难忍，甚或伴有呕吐、汗出、面青、肢冷，甚则晕厥。也有部分患者，经期小腹疼痛连及腰骶，放射至肛门或两股部。

3. 妇科检查 功能性痛经者，妇科检查无明显病变，部分患者可有子宫体极度屈曲、宫颈口狭窄。子宫内膜异位症者多有痛性结节，子宫粘连，活动受限，或伴有卵巢囊肿；子宫腺肌病者子宫多呈均匀性增大，局部有压痛；慢性盆腔炎者有盆腔炎症的征象。

4. 其他检查 盆腔B超扫描对子宫内膜异位症、子宫腺肌病、慢性盆腔炎的诊断有帮助，必要时进行腹腔检查。

【治疗方法】

处方1

选用穴位：上髎、三阴交。

进针操作：直刺0.5~1寸。

注射药量：每穴每次0.5~1ml。

注射方法：按穴位注射操作常规进行。穴位皮肤常规消毒后，用注射器配4~6号针头，快速进针至一定深度，稍做提插得气后，经回抽无血，将当归注射液注入即可。注射时可采用柔和慢注法。

频率及疗程：月经前3~5日治疗，隔日1次，3~5次为1个疗程，可连续治疗3~5个疗程。

处方2

选用穴位：次髎、中极。

进针操作：直刺0.5~1寸。

注射药量：每穴每次0.5~1ml。

注射方法：按穴位注射操作常规进行。穴位皮肤常规消毒后，用注射器配4~6号针头，快速进针至一定深度，稍做提插得气后，经回抽无血，将当归注射液注入即可。注射时可采用柔和慢注法。

频率及疗程：月经前 3~5 日治疗，隔日 1 次，3~5 次为 1 个疗程，可连续治疗 3~5 个疗程。

二、闭经

闭经是以女子年逾 18 周岁月经尚未初潮，或已行经，非怀孕而又中断达 3 个月以上为主要表现的月经类疾病。前者称原发性闭经，后者为继发性闭经，两者均属病理性闭经。闭经多因肝肾不足，气血亏虚，阴虚血燥，血海空虚，或因痨虫侵及胞宫，或气滞血瘀，痰湿阻滞冲任所致。妊娠期、哺乳期的月经不能按时而至，以及部分少女初潮后的一时性停经，而又无其他不适反应，属生理现象，不作闭经论。

本病与西医学的闭经概念基本相同。

【病因】

本病的主要发病机制是冲任气血失调，其原因有虚、实两大类。虚者血海空虚，无血可下；实者经隧阻隔，经水不得下行。常见的原因有肝肾不足、气血虚弱、气滞血瘀、痰湿阻滞 4 种，临床虚证为多、实证较少。

1. 肝肾不足 多因先天禀赋不足，肾气未充，精气不足，肝血虚少，冲任失于充养，无以化为经血而致闭经。或因房劳过度、久病、多产等，损及肝肾，精血匮乏，胞宫无血可下而成闭经。

2. 气血虚弱 多因脾胃素弱，或饮食不节、劳倦过度等，损及心脾；或大病久病，产后失血过多，或哺乳期过长，或患虫积耗血等，均可致冲任血少，血海空虚，无血可下而成闭经。

3. 气滞血瘀 多因所欲不遂，情志内伤，肝失疏泄，气机不利，血行不畅，导致气滞血瘀；或因经、产之时，风寒之邪入侵胞宫，凝滞胞脉，或内伤生冷寒凉，血为寒凝而瘀，冲任受阻而成闭经。

4. 痰湿阻滞 肥胖之人多痰多湿，痰湿壅阻经道，或脾阳失运，聚湿成痰，脂膏痰湿阻滞冲任，壅滞胞脉而成闭经。

【诊断要点】

1. 有月经初潮来迟及月经后期病史、反复刮宫史、产后出血史、结核病史和使用避孕药史等。

2. 闭经 3 个月以上，可伴有体格发育不良、畸形、绝经前后诸症、肥胖、多毛、不孕、溢乳或结核病症状。

3. 妇科检查可见子宫体细小、畸形等。

4. 实验室检查：测定卵巢、甲状腺、肾上腺等分泌的激素及促性腺激素和催乳素，对下丘脑－垂体－卵巢性腺轴功能失调性闭经的诊断有意义。

5. 其他检查：B 超检查可了解子宫内膜及卵泡发育情况；诊断性刮宫、子宫碘油造影及宫腔镜、腹腔镜等检查有助于子宫内膜结核或非特异性炎症导致闭经的诊断。

【治疗方法】

☞**处方 1**

选用穴位：次髎、三阴交。

进针操作：直刺 1～1.5 寸。

注射药量：每穴每次 0.5～2ml。

注射方法：按穴位注射操作常规进行。穴位皮肤常规消毒后，用注射器配 4～6 号针头，快速进针至一定深度，稍做提插得气后，经回抽无血，将当归注射液注入即可。注射时可采用柔和慢注法。

频率及疗程：隔日 1 次，5 次为 1 个疗程，可连续治疗 3～5 个疗程。

☞**处方 2**

选用穴位：归来、三阴交。

进针操作：直刺 0.5～1 寸。

注射药量：每穴每次 0.5～1ml。

注射方法：按穴位注射操作常规进行。穴位皮肤常规消毒后，用注射器配 4～6 号针头，快速进针至一定深度，稍做提插得气后，经回抽无血，将当归注射液注入即可。注射时可采用柔和慢注法。

频率及疗程：隔日 1 次，5 次为 1 个疗程，可连续治疗 3～5 个疗程。

第六章　穴位注射的现代研究

　　穴位注射从早期用于痛证的治疗，到现在配合相应的药物，治疗的病症已涉及内、外、妇、儿各科。随着其应用范围的扩展，对其作用机制的探究也越来越多。近年来，开展了大量穴位注射条件下的穴位特异性、药物特异性、药代动力学等方面的研究，对穴位注射的作用特点及其机制有了更深入的认识。穴位注射的现代研究不仅为穴位注射的临床应用提供了理论依据，也为研究和探索经络、穴位的功能，形成更加全面科学的药理学知识提供了新的途径。

　　本章将分别从穴位注射的临床应用、作用特点、机制等方面来介绍穴位注射的现代研究成果。

第一节　穴位注射的临床应用

　　穴位注射疗法初创于 20 世纪 50 年代，60 年代该疗法得到推广和应用。到 70 年代，穴位注射疗法已经应用于临床内、外、妇、儿、皮肤、五官各科的各类疾病治疗。90 年代中期，穴位注射疗法采用的穴位从少到多，所用的药物扩大到上百种，治疗病症也扩大到数百种，使穴位注射疗法沿用至今。有学者[40]专门对 1949 年 1 月 1 日 ~ 2010 年 12 月 30 日各个数据库发表的穴位注射临床研究报道做过统计，通过计算机检索穴位注射文献共 13207 篇，经筛选录入数据库的文献计 3774 篇。统计中显示，穴位注射疗法运用于治疗临床疾病共计 148 种，其中，内科疾病最多，其次为外科疾病，妇科最少。各科疾病的文献报道见表 6 - 1：

表 6 - 1　穴位注射的临床疾病病谱

学科		具体疾病	科属频次	科属百分比	疾病个数	疾病百分比
内科			1773	46.98%	52	35.14%
	呼吸系统	哮喘（127）咳嗽（50）发热（16）肺痨（8）感冒（4）肺痈（2）				
	循环系统	胸痹（24）心悸（16）怔忡（2）				

学科		具体疾病	科属频次	科属百分比	疾病个数	疾病百分比
	消化系统	呃逆（250）腹痛（60）腹胀（55）胁痛（49）呕吐（47）胃脘痛（45）泄泻（34）咯血（21）胃缓（14）便秘（10）痞满（9）蛔厥（8）腹泻（6）黄疸（5）梅核气（4）鼓胀（2）噎膈（1）厌食（1）				
	泌尿生殖系统	癃闭（151）淋证（80）水肿（4）尿频（3）尿失禁（3）尿浊（1）				
	内分泌系统	消渴（7）汗证（2）				
	血液系统	紫癜（9）				
	神经系统	头痛（119）面瘫（101）中风（89）眩晕（73）痿证（68）面痛（39）面睏（36）不寐（26）郁证（17）痴呆（6）癫痫（6）厥逆（2）嗜睡（1）失眠（1）				
	亚健康	虚劳（57）亚健康（2）				
外科		腰腿痛（247）漏肩风（130）颈痹（126）鹤膝风（119）伤筋（51）肘劳（31）肠痈（24）筋痹（21）背痛（17）足跟痛（17）肌痹（11）乳痈（11）痔疮（8）脉痹（5）脱肛（4）骨痿（3）皮痹（3）历节风（3）落枕（3）肉刺（3）筋瘤（2）乳癖（2）伤口不愈合（2）冻疮（1）瘿瘤（1）脱疽（1）骨折（1）	847	22.44%	27	18.24%
男科		阳痿（13）遗精（2）血精（1）	16	0.42%	3	2.02%
妇科		妇人腹中痛（67）恶阻（28）痛经（26）绝经前后诸症（12）分娩疼痛（6）不孕（6）阴挺（5）难产（5）月经不调（4）崩漏（3）胎漏（2）带下（2）胎动不安（1）	167	4.42%	13	8.78%
儿科		小儿腹泻（123）五迟五软（58）小儿遗尿（44）小儿哮喘（25）小儿咳嗽（12）顿咳（10）小儿感冒（8）小儿脱肛（5）小儿耳聋（4）小儿面瘫（4）疟腮（4）小儿蛔厥（3）小儿厌食（2）小儿腹痛（1）	303	8.03%	14	9.46%

续表

学科	具体疾病	科属频次	科属百分比	疾病个数	疾病百分比
传染科	肠澼（14）疟疾（1）	15	0.40%	2	1.35%
皮肤科	瘾疹（74）蛇串疮（58）粉刺（42）牛皮癣（40）湿疹（28）瘡风（23）扁瘊（16）阴痒（14）黄褐斑（11）发堕（10）千日疮（5）暴盲（4）膪疣（3）脚气（2）雀斑（2）手癣（1）精瘤（1）鹅掌风（1）	331	8.77%	17	11.49%
五官科	鼻渊（113）耳聋耳鸣（43）口疮（37）喉痹（30）聚星障（25）牙痛（15）乳蛾（10）目赤肿痛（8）弱视（7）喑哑（6）偏视（5）眼睑下垂（5）脓耳（5）斜视（3）幻听（2）夜盲（1）嗅觉障碍（1）磨牙症（1）近视（1）	322	8.53%	20	13.51%

各学科所占比例大小见图6-1：

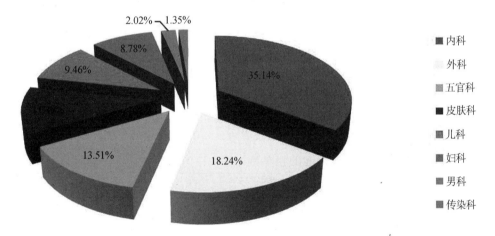

图6-1 穴位注射治疗各科疾病所占比例

文献中出现频次大于100的疾病为：呃逆（250次）、腰腿痛（247次）、癃闭（151次）、漏肩风（130次）、哮喘（127次）、颈痹（126次）、小儿腹泻（123次）、头痛（119次）、鹤膝风（119次）、鼻渊（113次）、面瘫（101次）。见图6-2：

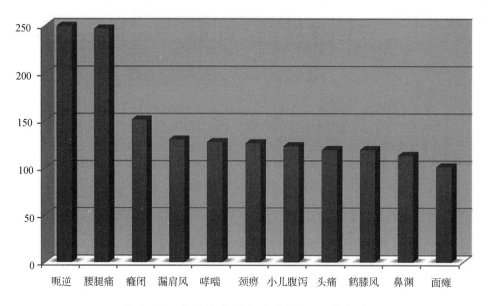

图 6-2 文献中出现频次大于 100 的疾病

第二节 穴位注射的作用特点

一、穴位的作用特点

（一）穴位的相对特异性

穴位的相对特异性是指穴位与非穴位、穴位与穴位之间对机体调节功能的范围和强度存在程度差异。由于每个穴位都有自己相对敏感的"靶"脏腑（通常指穴位所属经络相联系的脏腑，如足三里与胃、内关与心），刺激某一穴位通常只对它的"靶"脏腑系统发生较明显的影响，故表现出穴位功能的相对特异性。在穴位注射中，不同穴位注入同种等量药物，其治疗效果存在差异。刘祖舜、周爱玲等[41]在这一方面做过大量研究，相关研究结果摘录如下：

1. 对三阴交、复溜、三阴交旁（即非穴位）及静脉注射速尿，机体排钠、排钾、利尿效应的比较 将 10 名健康男性按不同途径注入速尿，其途径有三阴交（属足太阴脾经）、复溜（属足少阴肾经穴）、三阴交旁（三阴交旁开 2.0cm）及静脉注射给药，每星期注射 1 次，连续 4 次。注药后 15、30、60、120 分钟分别收集尿液，记尿量，测尿钠、尿钾浓度。结果显示，三阴交穴注射速尿后 0~15 分钟排钠、排钾、利尿量与静脉组相当，显著大于复溜组与三阴交旁组。结果表明，三阴交穴注射速尿，其利尿效果优于复溜和三阴交旁，体现了三阴交功能的相对特异性。三阴交属足太阴脾经，亦为足三阴经（肝经、脾经和肾经）的交会穴，可通调肝脾肾三经之经气，通运下焦，具有健脾利水、疏肝益肾之功效，因此其相对于复溜和三阴交旁，注入速尿后的利尿作用更为显著。

2. 对小鼠"委中"、"三阴交"、"内关"注射速尿后效应的比较 小鼠不同穴位注射等量速尿，观察其排钠、利尿作用。结果显示，"委中"穴排钠、利尿作用比"内关"穴和"三阴交"穴更强、更持久。说明"委中"穴与其他两穴比较，表现出了其利尿作用的相对特异性。委中穴属足太阳膀胱经，为膀胱经的合穴，而内关与三阴交分属于手厥阴心包经和足太阴脾经。委中对于膀胱功能的调节具有更为明显的效果。此外，有学者[42]用高频超声观察针刺对输尿管、膀胱的影响，发现毫针针尖刺入委中穴，到达半腱肌与股二头肌肌腱之间的筋膜间隙时产生得气感（局部酸胀），可引起输尿管蠕动增强。在穴位注射时，注射器的针头代替毫针刺入委中，待得气后注入速尿可加强得气感，引起输尿管蠕动增强，加上速尿本身的药理作用，可使利尿作用发挥得更为显著。

3. 足三里穴位注射的比较研究　周爱玲等[41]研究表明，穴位注射甲基硫酸新斯的明（抗胆碱酯酶药，有促胃肠动力作用），足三里穴（属足阳明胃经）注药后胃肠蠕动强度显著大于内关穴（属手厥阴心包经）和委中穴（属足太阳膀胱经）注药。宁秋香[43]观察不同穴位注射胃复安，足三里穴预防癌症化疗后呕吐的临床疗效优于内关穴和合谷穴（属手阳明大肠经）。足三里是足阳明胃经的合穴，《四总穴歌》中也记载"肚腹三里留"，是指肚腹的疾病可取足三里穴治疗，说明若病在脾、胃、肠，皆可取足三里调治，其效果优于其他穴位，这也体现了足三里对胃肠病调节的相对特异性。

（二）穴位的放大作用

穴位的放大作用是指穴位对药物的药效具有放大作用，表现为：相同剂量的药物在穴位注射产生的药效，与静脉注射相当或超过静脉注射，强于皮下或肌内注射；或达到相同药效时，穴位注射的药物剂量小于肌内注射。楼孝惠[44]研究表明，小剂量（2万U）干扰素进行穴位注射治疗乙型肝炎的效果等同于上臂三角肌深部皮下注射300万U干扰素的疗效。蒋莉萍等[45]观察到足三里穴注射可乐定（一种老式降压药，也用于一些痛证的治疗，目前较少使用）镇痛的效果显著大于腹腔、皮下注射组，表明可乐定经穴位注射后，其镇痛作用得到提高。穴位注射时，药物的药效得到提高，与穴位的结构和功能特点密切相关。研究表明，穴位处的血管密集程度是非穴位处的4倍，使得穴位处药物更容易被吸收而发挥作用。

（三）穴位的协同作用

研究表明，具有协同作用的穴位配合使用能够增强药物疗效，如蒋道荣等[46]用茵栀黄（退黄利胆护肝药物）进行穴位注射治疗 α-萘异氰酸酯（一种有毒化学药品，可损坏肝细胞）所致大鼠急性黄疸型肝炎，"足三里"穴和"阳陵泉"穴（属足少阳胆经）同时注射的疗效优于相同剂量"足三里"、"阳陵泉"和"内关"的单穴注射。此外，肝炎灵对小鼠实验性四氯化氮肝炎的保护作用以"三阴交"配"足三里"的疗效更为明显，优于"三阴交"、"足三里"、"内关"的单穴注射治疗。

二、药物的作用特点

（一）药物的特异性

有学者认为，穴位对注射的药物有一定"辨识"作用，这可理解为药物的归经作用。

药物的性味与某些穴位具有特殊的亲和力，即将此种药物注入相应穴位时疗效最优，这反映了穴位注射疗法中药物的特异性。有学者研究"足三里"穴注射不同药物对小鼠扭体镇痛作用的影响，结果表明，可乐定的镇痛作用大于安乃近（解热镇痛药），且两药均明显优于注射 B 族维生素和蒸馏水。此外，汪帼斌等[47]观察了穴位注射复方当归注射液、丹参注射液、正清风痛宁注射液、蜂毒注射液，对佐剂性关节炎大鼠的镇痛作用，取右侧"足三里"、"昆仑"及双侧"肾俞"穴。结果显示，4 种药物穴位注射均有疗效，其中蜂毒注射液和复方当归注射液在提高痛阈，降低炎症局部组织 5 - 羟色胺（5 - HT）、前列腺素 E_2（PGE_2）含量方面优于其他两种注射液，提示穴位注射蜂毒注射液和复方当归注射液对佐剂性关节炎镇痛作用较好。

（二）药物的高效性

大量研究资料表明，穴位注射时，药物的药效作用得到提高，从而显示出药效高效性。穴位注射的药效高效性可以从两方面来认识：第一，穴位注射的药物剂量明显低于肌内或静脉注射，但疗效却基本相当。如有学者用单磷酸阿糖腺苷（Ara - AMP，肝细胞保护剂）分别对足三里、阳陵泉、三阴交进行穴位注射 20mg，对照静脉注射 0.4g 治疗慢性乙型肝炎，尽管两组剂量差异较大，但疗效仍然相近。第二，穴位注射与肌内或静脉注射的剂量相当，但前者疗效明显高于后两者。如用弥可保 1ml（含药量 500μg/ml）分别进行穴位注射和肌内注射治疗顽固性面瘫，结果显示，穴位注射疗效明显。药物的高效性与穴位的放大作用有关，也有学者指出穴位注射不是穴位与药物作用的简单叠加，而是通过机体的经络系统，把二者作用最大限度地作用在机体上，达到较好的治疗效果。在穴位注射给药途径中，药物或生物制品的作用得到一定程度的放大，这可能是由于穴位注射调整了机体的功能状态，改变了机体对药物的反应性，从而有利于药物治疗效能的发挥。

三、药代动力学特点[48]

研究表明，穴位区注射药物远比紧邻的穴位旁注射药物的药效反应快而强，这就间接证明了穴位药效不完全取决于局部药物的吸收。有学者对血药浓度和靶器官浓度进行了测定，如内关穴注射^{125}I - 胰岛素后 5 分钟，血清、肝脏内的放射脉冲数明显低于静脉组，与足三里组、皮下组无明显差异；但降糖作用却与静脉组相仿，且远远强于皮下组与足三里组。在注药后 15、30 分钟，内关穴组血清、肝脏内放射活动仍低于静脉组，而降糖作用相仿，此时放射活动与足三里组相仿，降糖活性也与足三里组相近，验证了穴位注射药效不直接取决于药物在局部的吸收。另有学者分别在静脉、肌内、三阴交、内关注射呋塞米研究其排钠利尿作用，发现给药后 30 分钟，三阴交组排尿量与静脉组相仿，但血药浓度远低于静脉组，排尿量明显高于肌内组与内关组，但血药浓度略低于肌内组和内关组。

以上两个实验都证明，穴位注射后出现快速、强大的初始药效反应并不依赖于药物在穴位局部被迅速吸收作用于靶器官，药效与血药浓度无明显相关，提示有穴位本身受药物刺激后产生的某些生理和生化变化的参与，发挥综合性调节作用。这值得进一步深入研究。

第三节 穴位注射的机制

随着穴位注射在临床各科应用的日益广泛，其有关作用机制、作用途径的研究也不断增多。学者们从多种角度与思路对其作用机制进行了探讨和研究。

一、穴位注射的药物以经络为通道作用于靶器官发挥效应

有学者认为，经络是连续液相为主的多孔介质通道，穴位给药可通过此通道发挥作用。张维波等[49]研究大鼠任脉组织液压波的传播，发现经脉组织能够较好地传递液体压力波动，支持经脉是一种以液相为主的连续多孔介质通道，而穴位注射的药物将通过这一液体通道特异性地作用于靶组织。药物被约束在经脉中而不向经脉外扩散，从而保证了药物的浓度，再加上组织液沿经脉的运输作用，药物可较快地到达病患部位，这种传递渠道比通过血液的全身性扩散其药物作用浓度要高，其特异性好、副作用小，因而具有较好的治疗效果。另外，陈军德、李武[50]的研究中，小剂量胶原酶IV预处理能够明显抑制小鼠"内关"穴注射胰岛素后的初始降糖效应，并可出现药物穴位注射后初始效应的翻转（即"内关"穴注射胰岛素 5 分钟后受试动物血糖反见升高），而在经脉线旁开 2mm 处做相同剂量胶原酶IV预处理则没有药效抑制作用的出现。这个结果为经络的结构体系是其药物信息传递的途径之一提供了一定的实验依据。

二、金属离子参与了穴位注射的疗效发挥

有学者认为，细胞内一些金属离子是细胞功能代谢活动变化的基本条件，穴位相对特异性可能与不同穴位本身离子构成不同或类半导体属性不同有关。有学者[51,52]对穴位注射药效与某些金属离子之间的相关性进行了深入探讨，小鼠实验显示：Cr^{3+}（三价镉离子）可明显缩短"足三里"穴注射戊巴比妥钠后睡眠开始时间，并延长睡眠持续时间，显著增强"足三里"穴注入胰岛素的降糖作用；V^{5+}（五价钒离子）可明显缩短"内关"穴注射戊巴比妥钠后睡眠开始时间，并延长睡眠持续时间，显著增强"内关"穴注入胰岛素的降糖效应；Zn^{2+}（锌离子）亦可显著增强"内关"穴注入胰岛素的降糖效应。家兔实验显示："内关"穴注射胰岛素后，穴位细胞中的 Ca^{2+}（钙离子）、Fe^{3+}（三价铁离子）含量与相应心包经"大陵－曲池"穴及经络细胞中的 Zn^{2+}（锌离子）、Fe^{3+}（三价铁离子）含量呈一致性下降，而"足三里"穴注射胰岛素后其本身及相邻穴位的金属离子含量无明显改变。这些研究表明，金属离子对穴位注射疗效的发挥起到了增益作用。

三、胶原酶参与穴位注射药物的信息传递

胶原酶是细胞外基质（ECM）中相应胶原的特异性降解酶。目前的研究表明，ECM不仅是细胞间连接、接触及相互隔绝的主要组分，其不同的分子结构可能同时还是触发细胞间生理或病理性信息传递的关键环节。

有学者[53]对穴位注射药效与胶原蛋白之间的相关性进行了研究，小鼠实验证明：胶

原酶Ⅳ心包经预处理几乎能完全阻断"内关"穴注射胰岛素初始降糖作用，亦能减少葡萄糖转运蛋白 4（GLUT4）自胞内储存部位向胞浆膜上转运。另有学者[54]的研究显示，胶原酶Ⅳ足阳明胃经预处理能完全阻断"足三里"穴注射庆大霉素的初始抑制胃电作用，与生理盐水预处理组比较有明显差异。由此说明，穴位注射药物的信息传递与Ⅳ型胶原酶之间存在密不可分的关系。

四、第二信使参与细胞间的信息传递

邵正一等[55]检测小鼠"内关"、"足三里"穴位注射胰岛素后血清 cAMP（环磷酸腺苷）、cGMP（环磷酸鸟苷）水平变化，结果显示："内关"穴注射胰岛素后血清 cAMP 水平明显下降；"足三里"穴注射胰岛素后血清 cAMP 水平明显上升，而两组的血清 cGMP 水平均明显下降。穴位经 Cr^{3+} 或 V^{5+} 预处理后再注射胰岛素，"内关"组、"足三里"组 cAMP 水平出现相反的变化，即"内关"组呈明显升高、"足三里"组呈明显下降；但两组的 cGMP 水平仍均呈明显下降。这些结果提示了 AC – cAMP、GC – cGMP 系统部分参与了穴位注射胰岛素的信息传递，而其变化之差异可能与"内关"、"足三里"穴位的特异性有关。

目前，穴位注射的研究显示了穴位注射疗法区别于其他注射疗法的优势所在。然而，目前的研究还不能明确阐明穴位注射的作用机制、作用途径。现在普遍认为穴位注射是通过针、药、穴三者之间有机结合、协同作用及经络功能参与的结果。然而穴位注射是如何通过经络起作用的，尚未阐明。目前穴位注射的机制研究尚不十分深入，有许多问题尚未回答，这都需要我们进一步深入开展研究，探讨其作用机制和规律，为临床更好地应用此疗法提供科学依据。

附录一 临床常见病的相关检查

1. 臂丛神经牵拉试验（上肢牵拉试验） 患者坐位，医者一手将患者头部推向健侧，另一手握住患者腕部向外下牵引，如出现上肢疼痛、麻木感则为阳性。见于颈椎病。

2. 椎间孔压缩试验（击顶试验） 患者头部稍偏向病侧，医者用左手掌放在患者头顶部，右手握拳，轻轻叩打左手手背，医者亦可用双手按于患者头顶向下加压，若患肢出现放射性疼痛则为阳性。神经根型颈椎病、椎间盘脱出等急性发作期多为阳性，椎动脉型颈椎病出现头晕或头昏，亦为阳性。

3. 直臂抬高试验 患者坐位或立位，手臂下垂，医者站在患者的背后，一手扶其患肩，另一手握其腕部向外后方抬高手臂，若出现疼痛则为阳性。此试验主要用于臂丛神经病变、C_5 以下的根型颈椎病、肋锁综合征，而 C_5 以上的颈椎病多为阴性。

4. 颈前屈旋转头试验 先将患者颈前屈，继而左右旋转，若出现颈部疼痛则为阳性。提示神经根型颈椎病、椎间盘病变、后关节紊乱。

5. 直腿抬高试验（拉塞格征、Lasegue 试验） 患者双下肢伸直仰卧，医者一手扶住患者膝部使其膝关节伸直，另一手握住踝部并徐徐将之抬高，正常人可抬高 70°以上，如抬高不到 30°，即出现由上而下的放射性疼痛，为直腿抬高试验阳性。在此基础上可以进行直腿抬高加强试验，即医者将患者下肢抬高到最大限度后，放下 10°左右，在患者不注意时，突然将其足背屈，若能引起下肢放射痛则为阳性。

6. 旋颈试验（椎动脉扭曲试验） 患者头部略向后仰，做向左、向右旋颈动作，若出现眩晕、耳鸣则为阳性。提示椎动脉综合征、椎动脉型颈椎病，但阴性不能排除椎动脉病变。该试验有时可惹起患者呕吐或猝倒，故检查者应密切察看以防不测。

7. 前臂伸肌群紧张试验 医者握住患者的肘部，屈肘 90°，前臂旋前位，掌心向下半握拳，另一手握住手背部使之被动屈腕，若肱骨外上髁处发生疼痛则为阳性。提示肱骨外上髁炎。

8. 骶髂关节分离试验［髋外展外旋试验、盘腿试验、"4"字试验、派特立克（Patrick）试验］ 患者仰卧，健肢伸直，患肢屈膝，把患肢外踝放于对侧大腿前侧，医者一手扶住对侧髂嵴部，另一手将膝向外侧按压，尽量使膝与床面接近。患侧大腿外展外旋时，髂骨上部被大腿前侧和内侧肌群牵拉而产生扭转并向外分离。若骶髂关节有病变，则发生疼痛。

9. 骨盆旋转试验 患者坐于椅子上，医者面向患者，以两大腿内侧夹住患者两膝以稳定骨盆，再用两手分别扶住患者两肩，将躯干做左右旋转活动。若骶髂关节有病变，则病变侧出现疼痛，为阳性。

10. 颈静脉压迫试验　患者平卧，医者双手按压其双侧颈静脉，同时令患者屏住呼吸，使静脉回流减缓，产生一时颅压升高，若下肢疼痛加重则为阳性。提示脊神经受压。对脑压较高、高血压的患者要谨慎，以防血管意外和呼吸心跳骤停。

11. 屈颈试验　患者仰卧，医者一手压住其胸前，使胸腰脊柱部不能前屈，另一手托起患者头部慢慢向前屈，直至下颏部抵到胸部，持续 1~2 分钟，若出现腰腿疼则为阳性，常提示脊柱外伤、腰椎间盘脱出症。或患者站立，下肢伸直，被动前屈头部，若患者感到腰痛或下肢放射痛则为阳性，提示神经根受压。

12. 踝反射　患者仰卧，下肢外旋外展，髋、膝关节稍屈曲，医者左手将患者足部背屈成直角，右手用叩诊锤叩击跟腱，正常为腓肠肌收缩，出现足向跖面屈曲。踝反射极度亢进时常伴有踝阵挛，提示有锥体束病变。当坐骨神经受损、腰椎间盘脱出等时踝反射减弱或消失。

13. 抗"O"试验　即抗链球菌溶血素"O"（ASO）试验。正常值为：乳胶凝集法（LAT）：ASO<500U。临床意义：ASO升高常见于A组溶血性链球菌感染及感染后免疫反应所致的疾病，如感染性心内膜炎和风湿热等。

14. C反应蛋白（CRP）　为细菌感染和严重组织损伤的一项诊断指标。正常值为：速率比浊法<8mg/L。

15. 类风湿因子（RF）试验　正常值：乳胶凝集试验正常人为阴性；血液稀释度<1∶10。临床意义：未经治疗的类风湿性关节炎患者，RF阳性率为80%，且滴度常>1∶160。临床上动态观察滴度变化，可作为病变活动及治疗后疗效的评价。

附录二 参考文献

[1] 国家中医药管理局《中华本草》编委会．《中华本草》（第2册）［M］．上海：上海科学技术出版社，1999．

[2] 靳凤云，武孔云，张连富，等．红茴香叶精油化学成分的研究［J］．中草药，2002，33（5）：403．

[3] 刘嘉森，周倩如．红茴香毒性成分和6-deoxypseudoanisatin的结构研究［J］．药学学报，1988，23（3）：221-223．

[4] 刘慧，杨春澍．七种八角果实挥发油成分分析［J］．植物分类学报，1989，27（4）：317-320．

[5] 杨春澍，刘慧，伍学钢．中国八角属果实挥发油的气相色谱-质谱分析［J］．中国药学杂志，1992，27（4）：206．

[6] 柳继锋，张雪梅，施瑶，等．红茴香根茎的化学成分研究［J］．中国中药杂志，2010，35（17）：2281-2284．

[7] 谢德隆，王苏，程志伟，等．红茴香根皮中黄酮类化合物的分析［J］．中草药，1990，21（10）：15．

[8] 中国科学院植物研究所．中国经济植物志（下册）［M］．北京：科学出版社，1961．

[9] 中国药科大学．中药辞海（第一卷）［M］．北京：中国医药科技出版社，1993．

[10]《浙江药用植物志》编写组．浙江药用植物志［M］．杭州：浙江科学技术出版社，1908．

[11] 李霆雷，王学峰．中药引起的中枢神经系统不良反应［J］．中国中医急症，2006，15（12）：1392-1393．

[12] 黄建梅，杨春澍．八角科植物化学成分和药理研究概况［J］．中国药学杂志，1998，33（6）：321-327．

[13] 郭晓庄．有毒中草药大辞典［M］．天津：天津科技翻译出版社，1992．

[14] 浦天仇，陈志康，施赛荷，等．红茴香注射液的毒性研究（第五报）［J］．温州医学院学报，1980（2）：32-35．

[15] 李殿菊，廖益飞，方明宇．红茴香中毒致癫痫样发作5例［J］．药物流行病学杂志，1994，3（4）：201．

[16] 吴新伟．红茴香严重中毒致癫痫样发作4例报告［J］．新医学，1984，15（12）：637．

[17] 上官文静．红茴香口服中毒2例［J］．浙江中西医结合杂志，2002，12（3）：185-186．

[18] 王云琴．红茴香针剂导致严重心律失常2例［J］．药物不良反应杂志，1999，（3）：188．

[19] 龙碧波．红茴香注射液局部注射治疗软组织损伤［J］．海南医学，2000，11（2）：58．

[20] 高红，王昕．温针灸加穴位注射治疗颈椎后纵韧带骨化症20例［J］．浙江中医杂志，2006，41（9）：534．

[21] 吴华. 小剂量红茴香注射液痛点注射治疗 156 例冈上肌肌腱炎疗效观察 [J]. 中国社区医师（医学专业），2012，(4)：215.

[22] 祈昌喜. 痛点注射地塞米松加红茴香治疗肩周炎 [J]. 山西医药杂志，1992，21 (3)：190.

[23] 赵新，李岩. 红茴香注射液小剂量痛点注射治疗肱骨外上髁炎疗效观察 [J]. 中国社区医师，2012，14 (1)：4.

[24] 陈俊杰，陈方帆，马振川，等. 红茴香注射液穴位注射治疗腰肌劳损 100 例——附当归注射液穴位注射治疗 30 例对照观察 [J]. 浙江中医杂志，2000，(10)：431.

[25] 魏敏，陈强. 红茴香注射液在综合治疗腰椎间盘突出症中的作用 [J]. 中国社区医师（医学专业），2011，(4)：129.

[26] 杨跃忠. 推拿配合红茴香注射液治疗梨状肌损伤综合征 46 例 [J]. 按摩与导引，2001，6 (17)：3.

[27] 孙力. 穴注求循经感传治疗坐骨神经痛 101 例疗效观察 [J]. 中国针灸，1995，(81)：19 - 20.

[28] 饶文玉. 水针治疗急性期坐骨神经痛 38 例临床观察 [J]. 浙江中医学院学报，1996，20 (3)：46.

[29] 贺鹭. 穴位注射配合红外线照射治疗坐骨神经痛 60 例 [J]. 湖南中医杂志，1996，12 (5)：80.

[30] 曹文胜，覃永湘. 针刺结合穴位注射治疗足跟痛 48 例 [J]. 现代康复，2001，5 (3)：117.

[31] 张飞文. 艾灸配合中西药治疗类风湿性关节炎 30 例 [J]. 中国乡村医药，1998，5 (5)：21.

[32] 朴光男. 红茴香注射液治疗风湿性关节炎 [J]. 中国医师进修杂志，1978，(6)：55.

[33] 吴章振. 红茴香、复方当归注射液治疗多种伤痛的体会 [J]. 吉林医学，2012，33 (18)：3868.

[34] 吴万勇. 穴位注射治疗肩周炎 38 例 [J]. 继续医学教育，2010，24 (3)：89 - 90.

[35] 吴新伟. 红茴香严重中毒致癫痫样发作 4 例报告 [J]. 新医学，1984，15 (12)：637 - 638.

[36] 王云琴. 红茴香针剂导致严重心律失常 2 例 [J]. 药物不良反应杂志，1999，(3)：188.

[37] 杜静华，张萍，邱云美. 急性红茴香中毒的抢救与护理 [J]. 宜春医专学报，2001，13 (1)：114 - 115.

[38] 聊永寿. 当归的化学成分与生物活性 [J]. 航空航天医药，2009，20 (11)：127 - 128.

[39] 冯学花，梁肖蕾. 当归化学成分与药理作用的研究进展 [J]. 广州化工，2012，40 (22)：16 - 18.

[40] 许晓康，贾春生，王建岭，等. 基于数据挖掘技术的穴位注射疗法效应特点研究 [J]. 针刺研究，2012，37 (2)：155 - 160.

[41] 周爱玲，刘祖舜. 穴位注射的穴位相对特异性续探 [J]. 上海针灸杂志，1999，18 (1)：33 - 35.

[42] 高晓瑜，潘兴芳，刘梦堃，等. 针刺委中穴对排尿功能影响的超声观察 [J]. 中国医学影像技术，2010，26 (9)：1735 - 1737.

[43] 宁秋香. 不同穴位注射胃复安预防乳腺癌化疗后呕吐的对比观察 [J]. 湖南中医药导报，2004，10 (2)：39.

[44] 楼孝惠. 小剂量干扰素足三里穴位注射治疗乙型肝炎 11 例 [J]. 中西医结合肝病杂志，1994，4 (1)：47.

[45] 蒋莉萍，刘祖舜. 可乐定经动物穴位与其他途径给药镇痛作用比较及机理初探 [J]. 中国针

灸，1996，16（7）：401－404.

［46］蒋道荣，周爱玲，刘祖舜. 茵栀黄穴位注射对大白鼠急性黄疸型肝炎的防治研究［J］. 南通医学院学报，1993，13（3）：233－234.

［47］汪帼斌，易玮，余世锋. 穴位注射不同药物对佐剂性关节炎大鼠的镇痛作用［J］. 安徽中医学院学报，2002，21（1）：34－36.

［48］郭义，孙平龙，陈日新，等. 实验针灸学［M］. 北京：中国中医药出版社，2008.

［49］张维波，李宏，王援朝. 大白鼠任脉组织液压波的传播与穴位注射机理［J］. 中国针灸，1998，18（1）：60－61.

［50］陈军德，李武. 药物归穴现象与经络的作用机制［J］. 中国针灸，2002，22（10）：667－669.

［51］周爱玲，邵政一，刘祖舜. 小鼠穴位特异性本质的继续探讨［J］. 针刺研究，1994，19（2）：60－62.

［52］凌祥，邵政一，朱毅芳，等. 内关、足三里注射胰岛素后对健康家兔部分外周脉线及穴位微量元素的影响［J］. 中国针灸，1996（9）：37－39.

［53］钱东生，朱毅芳，罗琳，等. IV型胶原酶心包经上预处理对"内关"穴注射胰岛素后降糖作用及 GLUT4 表达分布的影响［J］. 中国针灸，2001，21（8）：501－503.

［54］周爱玲，邵政一，罗琳，等. 胶原酶预处理对足三里穴注射庆大霉素胃电的影响［J］. 中国中医基础医学杂志，2001，7（12）：55－57.

［55］邵政一，凌祥，朱毅芳，等. 穴位注射胰岛素后小鼠血清 cAMP、cGMP 含量变化及微量元素预处理对其的影响［J］. 南通医学院学报，1996，16（4）：475－476.

附录三　常用穴位检索

三画

三焦俞 ……… 39
三阴交 ……… 51
下巨虚 ……… 50
大棱 ……… 48
大横 ……… 30
大椎 ……… 41
大杼 ……… 36
大肠俞 ……… 39
上巨虚 ……… 50
上髎 ……… 40

四画

丰隆 ……… 50
天井 ……… 49
天枢 ……… 29
天柱 ……… 27
天泉 ……… 47
天府 ……… 43
天宗 ……… 34
太冲 ……… 55
太溪 ……… 53
太乙 ……… 29
太阳 ……… 56
巨骨 ……… 34
中极 ……… 32
中脘 ……… 31
中渚 ……… 49
内关 ……… 48
水道 ……… 31

手三里 ……… 46
手五里 ……… 46
气海 ……… 32
长强 ……… 43
风市 ……… 54
风府 ……… 27
风门 ……… 36
风池 ……… 27
心俞 ……… 37
尺泽 ……… 44

五画

归来 ……… 32
丘墟 ……… 55
白环俞 ……… 40
外关 ……… 49
头维 ……… 27

六画

地仓 ……… 26
百会 ……… 28
列缺 ……… 45
夹脊 ……… 57
至阳 ……… 42
曲垣 ……… 35
曲骨 ……… 33
曲池 ……… 46
曲泽 ……… 48
血海 ……… 51
后溪 ……… 47
行间 ……… 56

合谷 ……… 45
关元 ……… 32
关门 ……… 28
次髎 ……… 41
阳溪 ……… 46
阳池 ……… 49
阳陵泉 ……… 54
阴陵泉 ……… 51

七画

志室 ……… 40
足三里 ……… 49
身柱 ……… 42
肝俞 ……… 38
肘髎 ……… 46
鸠尾 ……… 30
条口 ……… 50
迎香 ……… 26
间使 ……… 48

八画

环跳 ……… 53
昆仑 ……… 53
肾俞 ……… 39
委中 ……… 52
委阳 ……… 52
秉风 ……… 35
侠白 ……… 44
命门 ……… 42
肺俞 ……… 36
鱼腰 ……… 56

鱼际 ················ 45　　幽门 ················ 30　　厥阴俞 ················ 37

定喘 ················ 57　　胆囊 ················ 58　　颊车 ················ 26

肩井 ················ 36　　胆俞 ················ 38　　脾俞 ················ 38

肩贞 ················ 34　　神门 ················ 47　　阑尾 ················ 58

肩中俞 ················ 35　　**十画**　　滑肉门 ················ 29

肩髃 ················ 33　　秩边 ················ 41　　**十三画**

肩髎 ················ 34　　陶道 ················ 42　　督俞 ················ 37

肩外俞 ················ 35　　**十一画**　　照海 ················ 53

肩前 ················ 58　　悬钟 ················ 54　　腰眼 ················ 57

建里 ················ 31　　章门 ················ 30　　腰阳关 ················ 43

居髎 ················ 54　　梁丘 ················ 51　　解溪 ················ 55

承扶 ················ 52　　梁门 ················ 28　　**十四画**

承山 ················ 52　　颈夹脊 ················ 57　　膈俞 ················ 37

九画　　**十二画**

胃俞 ················ 39　　落枕 ················ 58